Mit besten Empfehlungen
überreicht durch

Hoffmann-La Roche AG · 7889 Grenzach-Wyhlen

F. Staib   D. Huhn (Hrsg.)

Pilzinfektionen bei abwehrgeschwächten Patienten

Mit 51 Abbildungen, davon 36 farbig, und 24 Tabellen

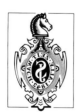

Springer-Verlag
Berlin Heidelberg New York
London Paris Tokyo
Hong Kong Barcelona
Budapest

Professor Dr. med. Dr. F. Staib
Robert Koch-Institut
Bundesgesundheitsamt
Nordufer 20
W-1000 Berlin 65

Professor Dr. med. D. Huhn
Universitätsklinikum Rudolf Virchow
Standort Charlottenburg
Abteilung Innere Medizin und Poliklinik
Spandauer Damm 130
W-1000 Berlin 19

ISBN 3-540-54391-0 Springer-Verlag Berlin Heidelberg New York
ISBN 0-387-54391-0 Springer-Verlag New York Berlin Heidelberg

Die Deutsche Bibliothek – CIP-Einheitsaufnahme
Pilzinfektionen bei abwehrgeschwächten Patienten / F. Staib ;
D. Huhn (ed.). – Berlin ; Heidelberg ; New York ; London ;
Paris ; Tokyo ; Hong Kong ; Barcelona ; Budapest : Springer,
1991
  ISBN 3-540-54391-0 (Berlin ...)
  ISBN 0-387-54391-0 (New York ...)
NE: Staib, Friedrich [Hrsg.]

Dieses Werk ist urheberrechtlich geschützt. Die dadurch begründeten Rechte, insbesondere die der Übersetzung, des Nachdrucks, des Vortrags, der Entnahme von Abbildungen und Tabellen, der Funksendung, der Mikroverfilmung oder der Vervielfältigung auf anderen Wegen und der Speicherung in Datenverarbeitungsanlagen, bleiben, auch bei nur auszugsweiser Verwertung, vorbehalten. Eine Vervielfältigung dieses Werkes oder von Teilen dieses Werkes ist auch im Einzelfall nur in den Grenzen der gesetzlichen Bestimmungen des Urheberrechtsgesetzes der Bundesrepublik Deutschland vom 9. September 1965 in der jeweils geltenden Fassung zulässig. Sie ist grundsätzlich vergütungspflichtig. Zuwiderhandlungen unterliegen den Strafbestimmungen des Urheberrechtsgesetzes.

© Springer-Verlag Berlin Heidelberg 1991
Printed in Germany

Die Wiedergabe von Gebrauchsnamen, Handelsnamen, Warenbezeichnungen usw. in diesem Werk berechtigt auch ohne besondere Kennzeichnung nicht zu der Annahme, daß solche Namen im Sinne der Warenzeichen- und Markenschutz-Gesetzgebung als frei zu betrachten wären und daher von jedermann benutzt werden dürften.

Produkthaftung: Für Angaben über Dosierungsanweisungen und Applikationsformen kann vom Verlag keine Gewähr übernommen werden. Derartige Angaben müssen vom jeweiligen Anwender im Einzelfall anhand anderer Literaturstellen auf ihre Richtigkeit überprüft werden.

Satz: Elsner & Behrens GmbH, Oftersheim
Druck- u. Bindearbeiten: K. Triltsch, Würzburg
27/3140-543210 – Gedruckt auf säurefreiem Papier

Vorwort

Der biologischen Bedeutung der Pilze im Ökosystem der Natur unter Einbeziehung des Menschen wurde bisher in Forschung und Lehre wenig Beachtung geschenkt. Dieses Versäumnis wurde in der klinischen Medizin deutlich, als in den letzten Jahren zunehmend *Immundefekte* Bedeutung erlangten. So wurde die invasive Aspergillose zu einer der häufigsten infektiösen Komplikationen nach Knochenmarktransplantation, nach Organtransplantationen und nach intensiver zytostatischer Behandlung bei malignen Systemerkrankungen. Die Cryptococcose andererseits ist die häufigste systemisch verlaufende Pilzinfektion des erworbenen Immunmangelsyndroms bei HIV-Infektion.

Fortschritte in Diagnostik und Therapie invasiver Mykosen setzen das Verständnis pilzspezifisch-pathogenetischer Zusammenhänge voraus. Ein Teil der hier festgehaltenen Vorträge behandelt entsprechende pathologisch-anatomische, histologische und feinstrukturelle Befunde auf der Basis biochemischer und immunologischer Abläufe bei solchen Pilzinfektionen. Weiterhin werden *diagnostische* Möglichkeiten abgehandelt, die heute zur Verfügung stehen. Ausführlich wird über die derzeit aktuellen *Antimykotika* und über ihre pharmakokinetischen Eigenschaften und Interaktionen berichtet. Eindrucksvoll wird gezeigt, daß bestimmte enzymatische Aktivitäten des Pilzes im invadierten Gewebe eine wirkungsvolle Therapie behindern können. Dies gilt zum Beispiel für Mikroinfarzierungen mit Durchblutungsstörungen, wie sie für die invasive Aspergillose und Mucormykose typisch sind und welche ausreichende Wirkspiegel des Medikamentes am Infektionsort verhindern können. Daraus resultierende, unter Umständen fehlgedeutete, unbefriedigende klinische Behandlungsergebnisse machen deutlich, daß zwangsläufig der Prophylaxe eine wichtige Bedeutung zukommt.

Mit dem Begriff *„Prophylaxe"* verbinden sich in diesem Zusammenhang drei grundsätzlich verschiedene Intentionen: 1. die vom Mykologen geforderte Pilzsporenfreiheit der Raumluft; 2. eine lückenlose mykologisch-diagnostische Überwachung des Patienten im gefährlichen Stadium der Leukopenie und Immunsuppression; 3. eine medikamentöse antimykotische Prophylaxe. Der Wert insbesondere der medikamentösen Prophylaxe muß in weiteren Studien gesichert werden, zumal hierdurch wiederum die mykologische Diagnostik behindert werden kann.

Optimale Ergebnisse in Diagnostik, Prophylaxe und Therapie können naturgemäß nur dann erreicht werden, wenn zwischen dem Kliniker und dem Mykologen eine enge Kooperation existiert, so daß Befunde zuverlässig und schnell erhoben werden können und ihre Bedeutung diskutiert werden kann.

Ziel dieses Symposiums sollte es sein, Feststellungen aus der Sicht des Mykologen, des Klinikers, des Pathologen und des Pharmakologen zu erörtern und Verbesserungsvorschläge zu machen. Es bleibt zu hoffen, daß hierdurch eine intensivere Zusammenarbeit der verschiedenen Spezialgebiete erreicht wird, die letztlich alle an der Beherrschung der invasiven Mykosen immunkompromittierter Patienten interessiert sein müssen.

Unser besonderer Dank gilt der Firma HOFFMANN-LA ROCHE AG, Grenzach-Wyhlen, insbesondere Herrn Reinhard Müller, ohne deren Hilfe das Symposium und die Drucklegung der Vorträge nicht möglich gewesen wäre.

Berlin, Oktober 1991   F. Staib, D. Huhn

Inhaltsverzeichnis

Grundsätzliches zur Epidemiologie, Diagnostik und Therapie aerogener invasiver Pilzinfektionen unter besonderer Berücksichtigung der invasiven Aspergillose
F. Staib 1

Labordiagnostik der Aspergillose beim abwehrgeschwächten Patienten
M. Seibold 17

Können molekularbiologische Methoden in der Diagnostik von Mykosen Bedeutung erlangen?
H. Mauch 26

Die Prostata als Erregerreservoir bei der Cryptococcose
G. Grosse 29

Morphologische Befunde zum Pathomechanismus der Infektion mit Cryptococcus neoformans in der Lunge
N. Schnoy 40

Aspergillose bei abwehrgeschwächten Patienten nach Knochenmarktransplantation
R. Schwerdtfeger, W. Siegert und D. Huhn 50

Frühzeitige antimykotische Therapie bei pulmonalen Infiltraten neutropenischer Patienten (PEG-Studie)
G. Maschmeyer 55

Pilzinfektionen nach Herztransplantation
M. Hummel und R. Hetzer 64

Wirkungsweise und Pharmakokinetik neuerer Azol-Antimykotika
R. Stahlmann, T. Schulz-Schalge und H. Lode 73

Die antimykotische Chemotherapie opportunistischer Pilzinfektionen
A. Polak-Wyss 87

Sachverzeichnis 95

Autorenverzeichnis

Prof. Dr. G. Grosse, Institut für Pathologie, Auguste-Viktoria-Krankenhaus, Rubensstraße 125, W-1000 Berlin 41

Prof. Dr. R. Hetzer, Deutsches Herzzentrum Berlin, Augustenburger Platz 1, W-1000 Berlin 65

Prof. Dr. D. Huhn, Universitätsklinikum Rudolf Virchow, Standort Charlottenburg, Spandauer Damm 130, W-1000 Berlin 19

Dr. M. Hummel, Deutsches Herzzentrum Berlin, Augustenburger Platz 1, W-1000 Berlin 65

Prof. Dr. H. Lode, Krankenhaus Zehlendorf, Bereich Heckeshorn, Zum Heckeshorn 33, W-1000 Berlin 39

Dr. G. Maschmeyer, Med. Abt., Evang. Krankenhaus Werden, Pattbergstraße 1, W-4300 Essen 16

Prof. Dr. H. Mauch, Krankenhaus Zehlendorf, Bereich Heckeshorn, Zum Heckeshorn 33, W-1000 Berlin 39

Priv.- Doz. Dr. Annemarie Polak-Wyss, Abt. für Chemotherapie, Hoffman La Roche AG, Basel, Schweiz

Prof. Dr. N. Schnoy, Universitätsklinikum Rudolf Virchow, Standort Charlottenburg, Spandauer Damm 130, W-1000 Berlin 19

Dr. T. Schulz-Schalge, Institut für Toxikologie und Embryonalpharmakologie der FU Berlin, Garystraße 5, W-1000 Berlin 33

Dr. R. Schwerdtfeger, Universitätsklinikum Rudolf Virchow, Standort Charlottenburg, Spandauer Damm 130, W-1000 Berlin 19

M. Seibold, Robert Koch-Institut des Bundesgesundheitsamtes, Nordufer 20, W-1000 Berlin 65

Prof. Dr. W. Siegert, Universitätsklinikum Rudolf Virchow,
Standort Charlottenburg, Spandauer Damm 130, W-1000 Berlin 19

Priv.- Doz. Dr. R. Stahlmann, Institut für Toxikologie und
Embryonalpharmakologie der FU Berlin, Garystraße 5, W-1000 Berlin 33

Prof. Dr. Dr. F. Staib, Robert Koch-Institut des Bundesgesundheitsamtes,
Nordufer 20, W-1000 Berlin 65

Grundsätzliches zur Epidemiologie, Diagnostik und Therapie aerogener invasiver Pilzinfektionen, unter besonderer Berücksichtigung der invasiven Aspergillose

F. Staib

Einleitung

Der Grund für dieses vom Hämatologen eiligst initiierte Symposium liegt in der Zunahme der invasiven Aspergillose bei immunsupprimierten, insbesondere neutropenischen Patienten; das gleiche gilt für Patienten nach Herztransplantation [2, 3, 5, 6, 8–10, 19, 21, 24, 27, 29, 33, 40, 46]. Weit seltener, doch ebenso problematisch ist bei hämatologischen Patienten wie auch bei Leber- und Nierentransplantierten die Mucormykose (Zygomykose) [19, 24. 40], wogegen nach Huhn die Candidamykose als endogene Mykose, wahrscheinlich dank einer einfacheren Prophylaxe, weniger ein Problem darstellt (persönliche Mitteilung). Zwangsläufig führt deshalb die geradezu prekäre Situation um den Komplex der invasiven Aspergillose, dazu meist während des Klinikaufenthalts, zu Fehleinschätzungen in epidemiologischer, diagnostischer und therapeutischer Sicht [1, 2, 8–10, 17, 20, 21, 24, 27–31, 33, 36, 38, 40, 45].

Die zu diskutierenden Probleme sind seit langem weitgehend bekannt, insbesondere was epidemiologische, diagnostische und pathogenetische Fragen aus mykologischer Sicht anbelangt [17, 24, 36]. Die derzeitige Situation verdient aber dieses heutige Symposium [29]. Ich bin deshalb der Einladung zur Mitwirkung bei diesem Symposium gerne gefolgt. In meinem Grundsatzreferat will ich auch gerne anhand unserer jüngsten mykologisch-diagnostischen und -epidemiologischen Erhebungen zu dieser Thematik Stellung nehmen.

Um vergleichend auf die beiden bei uns häufigsten aerogenen Pilzinfektionen, die Aspergillose und die Cryptococcose, aufmerksam zu machen [40, 43], wurde die Cryptococcose [26] auf Wunsch des Klinikers mit in das Programm genommen, obwohl diese Mykose bisher bei unseren hämatologischen Patienten nur selten und bei den von uns überwachten Herztransplantierten nie festgestellt werden konnte [21, 24, 27]. Da die kulturell-spezifische Diagnostik von *Cryptococcus neoformans* (Staib-Agar Syn. *Guizotia abyssinica*-Kreatinin-Agar, Negersaat-Agar, bird seed agar usw.) bekannt ist [13, 24–27] und insbesondere bei Patienten mit dem für die Cryptococcose disponierenden Immundefekt AIDS zur Voraussetzung einer rechtzeitigen, effektiven Therapie wurde [26, 41, 44], sei auf Hinweise zur Expositionsprophylaxe und mykologischen Überwachung von Risikopersonen [42] verzichtet und vorwiegend zum Problemkomplex der invasiven Aspergillose Stellung genommen.

Invasive Aspergillose

Die Ursache der hohen Mortalität bei der invasiven, d. h. gewebsdestruktiven Aspergillose, liegt sicher darin, daß diese mykotische Komplikation bei stärkster Immunsuppression oder Neutropenie in kürzester Zeit (3–7 Tage) ablaufen kann. Die inhalierte *Aspergillus*-Konidie (Abb. 5) keimt, wo sie in Lunge und Atemwegen (z. B. Trachea, Abb. 7, 8) zu liegen kommt, aus und verwandelt sich entweder zu einer drusenähnlichen, sporenlosen Kolonie (Abb. 6) mit proteolytischer Aktivität [23, 39] oder das Myzel invadiert direkt im Diffusionsbereich seiner Enzyme (z. B. Proteasen) [22, 23] und Stoffwechselprodukte (Säuren) [32] das Gewebe (Abb. 9–12, 15–18). Der bevorzugte Befall von Blutgefäßen (Abb. 9–11, 17, 18) [27] führt bei der Aspergillose wie bei der Mucormykose [19] zu Thrombosierung, Embolisation, Infarzierung und Nekrotisierung (Abb. 7, 12), was zwangsläufig das Erreichen ausreichender Medikamentenkonzentrationen am Infektionsort erschwert [2]. Diese Probleme sind bei der Cryptococcose nicht gegeben [26], da deren hämatogene Streuung nach Beobachtungen der Pathologen Grosse [7] und Schnoy [14] nicht mit Thrombosierung und Infarzierung gekoppelt ist. Es ist deshalb verständlich, daß ein pilzspezifischer Befall eines Blutgefäßes oder Gefäßnetzes zu einer falschen Bewertung der Wirksamkeit eines Antimykotikums führen kann.

Diagnostik, Therapie und Spontanheilung invasiver Aspergillose

Aufgrund eigener Beobachtungen bei Ausheilungen von Fällen invasiver Aspergillose unter der Kombinationstherapie von Amphotericin B + 5-Flucytosin (Ancotil) [8, 39] stellt sich die Frage, inwieweit z. B. die fehlende Eiweißbindung von 5-Flucytosin [11, 39] gerade im Stadium der Thrombosierung und Infarzierung zum Tragen kommen kann. (S. hierzu die in einer Kasuistik von Staib et al. beschriebenen hohen Serumspiegelwerte von 5-Flucytosin, mittels Bioassay unter Verwendung des Erregerstammes, z. B. von *A. flavus*, festgestellt [39].) Es wäre zu prüfen, ob unter derartigen, in ständigem Wechsel befindlichen, pathophysiologischen Gewebsveränderungen bei invasiver Aspergillose eine Kombination antimykotischer Substanzen mit und ohne Eiweißbindung (z. B. die Kombination wie von Polak empfohlen aus 5-Flucytosin (fehlende Plasmabindung) und Itraconazol (Plasmabindung)), von Vorteil sein könnte [11]. Peinlich ist es, wenn nach Remission und Demarkierung invadierten und infarzierten Gewebes das Absterben des Erregers der Wirkung eines Antimykotikums und nicht z. B. dem Wiederanstieg der Granulozyten zugeschrieben wird [2, 27]. Besonders eindrucksvoll ist, wenn eine zunächst unerkannt gebliebene invasive Aspergillose mit der Remission spontan abheilen konnte [27]. Beispielhaft war bei einem Herztransplantierten nach Herabsetzen der Immunsuppression und Vorliegen einer noch nicht bekannten aerogenen invasiven *Aspergillus*-Infektion die reaktive Demarkierung eines *A. fumigatus*-Herdes im Gehirn, gekoppelt mit einem spontanen Absterben des Erregers, was erst durch die Biopsie intra operationem mikroskopisch und kulturell gesichert werden konnte. Ebenso eindrucksvoll war bei einem Leukämie-Patienten im Stadium der Remission die spontane Heilung eines Nasenschleimhautgeschwürs durch *A. flavus* mit Konidienbildung, was erst retrospektiv anhand früherer histologischer und laufender kultureller und serologischer Befunde geklärt werden konnte (Staib, unveröffentlicht). Solche Beobachtungen und Erkenntnisse können nur aus täglicher, kritischer mykologisch-diagnostischer und -epidemiologischer Überwachung von Risikopatienten im Wechselspiel von Agranulozytose und Remission (d. h. Demarkierung von Herdbildungen bis zur Spontanheilung) resultieren [27, 29]. Von wesentlicher Bedeutung ist dabei die enge Zusammenarbeit des Mykologen mit dem Pathologen [1, 3, 5–8, 10, 13–15, 21, 32, 33, 37, 46]. Neben dem pathohistologischen Erregernachweis ist immer das kulturelle Ergebnis von Interesse, d. h. Pilzwachstum ja oder nein (Abb. 13, 14), im positiven Fall die Identifizierung des Erregers, gegebenenfalls mit interessierenden stammspezifischen Eigenschaften (z. B. Proteasen) [12, 22, 23]. Letztlich kann bei dieser Zusammenarbeit geklärt werden, ob eine antimykotische Therapie z. B. Sproß- und Fadenpilze gleichmäßig erfaßte, oder ob sie gegen den Fadenpilz, z. B. *Aspergillus*, unwirksam blieb, dagegen Sproßpilze (z. B. *Candida* spp.) eliminierte, wie von uns gelegentlich nach Therapie mit Nizoral (Ketoconazol) und Diflucan (Fluconazol) beobachtet werden konnte (Abb. 12). Auch Fragen zur Koexistenz von Pilzen und Bakterien sind bei einem kritischen Vergleich pathohistologischer und kulturell-mykologischer und -bakteriologischer Befunde klärbar [28, 33, 36]. Viel zu wenig Beachtung findet in diesem Zusammenhang immer noch die wachstumshemmende Wirkung gramnegativer Stäbchenbakterien (z. B. *Escherichia coli, Klebsiella pneumoniae und Pseudomonas aeruginosa*) gegenüber *Aspergillus*-Arten in vitro und in vivo. Eine Beseitigung dieser Bakterien kann für ein *Aspergillus*-Wachstum förderlich sein oder ein Bakterienwachstum kann den *Aspergillus*-Nachweis erschweren, gegebenenfalls sogar ein mykotisches Geschehen unterdrücken [28, 36].

Epidemiologie aerogener Pilzinfektionen während des Klinikaufenthalts

Der medizinische Mykologe ist bei seiner Arbeit für eine Klinik immer an der Frage nach der möglichen Herkunft des Erregers, wie auch am zeitlichen Ablauf der Infektion interessiert [6, 8, 9, 15–18, 20, 24–39]. Eine rasche Klärung ist möglich, wenn die medizinisch-mykologische Überwachung schon vor der Immunsuppression beginnt und nicht erst mit dem Verdacht auf Vorliegen einer Mykose. Von besonderem Interesse ist dabei die Biotopforschung [18], d. h. die Frage um die Ökologie des Erregers. Bei Aspergillen und Mucoraceen ist es vorwiegend pflanzliches Material, wie Pflanzen, Humus, Kompost, Erde von Topfpflanzen [9, 17, 18, 31, 32], Lebensmittel [24, 34–37]. Aber auch der Aspergillose-Patient (Abb. 3, 4) [15] und kontaminierte Gerätschaften [17, 24, 29, 38] können Infektionsquelle sein (Abb. 1–5, 23, 24). Meist liegt die Ursache in der falschen Innen- und Außenarchitektur (Abb. 19–22) [29] und nicht nur in zufälligen Baumaßnahmen.

Es versteht sich, daß derjenige, der die Mykosediagnose stellt und den Erreger isoliert, auch für seine Suche in der direkten Umgebung des Patienten zuständig ist [25, 28, 30, 32, 33, 39, 42]. Es freut mich, in diesem Zusammenhang darauf hinweisen zu können, daß die von mir propagierte „Indoor Air Mycology" weltweit auf Interesse stieß und auch zur Basis entsprechender Grundlagenforschung wurde

[45]. Aufgrund der kurz skizzierten Gegebenheiten will ich versuchen, aus mykologischer Sicht anhand von Beispielen einige mir wesentlich erscheinende Erläuterungen zum Verständnis der anstehenden Probleme um die invasive Aspergillose zu geben. Die folgenden Abbildungen illustrieren die Themen Kompostierung (Abb. 1–4), Infektionsverlauf (Abb. 5–12), kulturelle Diagnostik (Abb. 13–14), Proteolyse (Abb. 15–18), Epidemiologie (Abb. 19–24).

Stellungnahme

Solange vom medizinischen Mykologen, der für die Diagnostik der invasiven Pilzinfektionen zuständig ist, auf hämatologischen Stationen in Krankenzimmern, Fluren, Aufenthaltsräumen und Feuchträumen von Böden, Wänden, Entlüftungsanlagen, Aufzugschächten und der Luft dieser Räume mittels Luftkeimsammler konstant *A. fumigatus, A. flavus* und *A. niger* isoliert werden kann und damit eine ständige Infektionsgefahr für gefährdete Patienten belegt ist, bleibt die medizinisch-mykologische Diagnostik bei der Überwachung dieser Patienten wegen der Gefahr der Kontamination des Untersuchungsmaterials erschwert [24, 29]. Durch die Einatmung konidienhaltiger Raumluft kann ein kultureller *Aspergillus*-Nachweis im Trachealsekret eines Patienten im Stadium der Remission möglich sein und damit Anlaß zu falscher Bewertung der medizinisch-mykologischen Diagnostik, des klinischen Verlaufs und der durchgeführten Therapieverfahren geben. Diese Möglichkeit der Fehlinterpretation mykologischer Befunde sollte noch viel mehr bei molekular-biologisch-diagnostischen Methoden Berücksichtigung finden, z. B. bei der Suche nach *Aspergillus*-DNS in klinischem Untersuchungsmaterial [4].

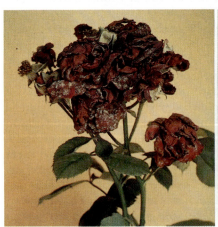 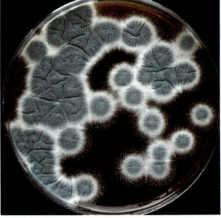

Abb. 1. Welke Blütenblätter im Anfangsstadium der natürlichen Kompostierung durch Fadenpilze, hier *Aspergillus*-Arten [18]

Abb. 2. Reinkultur von *A. fumigatus* aus Topferde [31]. Bei Kompostierungsstadien kann die Pilzflora bis zu 80% aus *A. fumigatus* bestehen [18]

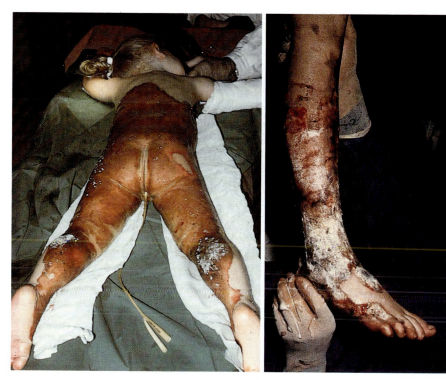

Abb. 3. Auf mit heißer Waschlauge verbrühter Haut im Bereich der stärksten Hautschädigung innerhalb von 36 Stunden Ansiedlung von *A. fumigatus*. Das Kind wurde unter ein Sauerstoffzelt gelegt, unter dem kurz zuvor ein Patient mit akutem Asthmaanfall bei bronchopulmonaler Aspergillose lag. Die Hustenplatte [15] des Asthmatikers war *A. fumigatus* positiv

Abb. 4. Auf einer durch Schwefelsäure verätzten Haut kam es zu einer plötzlichen massiven Schimmelpilzbesiedlung, die sich als Infektion durch *A. fumigatus* und *A. niger* erwies [1]

Vorschläge zur Prophylaxe, Diagnostik und Therapie der invasiven Aspergillose aus mykologisch-diagnostischer Sicht

1. Immunsuppressive Verfahren sollten nur dann durchgeführt werden, wenn eine *Aspergillus*-Konidien-freie Einatmungsluft gewährleistet ist [17, 20, 24, 29].
2. Die medizinisch-mykologische Diagnostik sollte vor der Immunsuppression beginnen, gefolgt von täglicher Kontrolle, mit dem Ziel der frühest möglichen Diagnostik einer aerogenen Pilzinfektion der Lunge, die noch eine effektive systemische Therapierbarkeit gewährleistet [39]. Zur derzeit geübten Diagnostik der invasiven Aspergillose wird in einem speziellen Referat Stellung genommen.

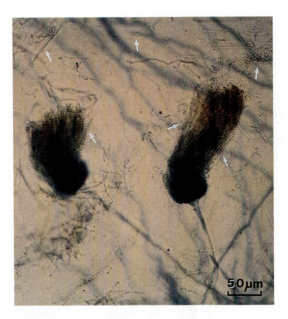

Abb. 5. Konidienträger von *A. fumigatus* (Alter ca. 36 Std/37°C). Die an die Luft abgegebenen Konidien (Pfeile) sind 2–3 µm groß, d. h. inhalationsfähig [16, 17, 20, 25]

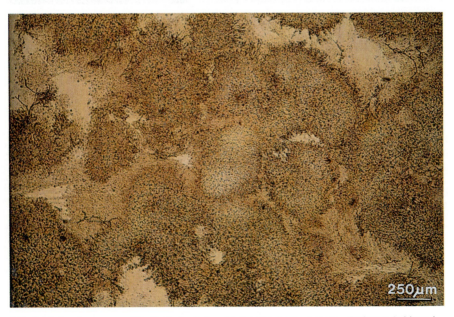

Abb. 6. Nativpräparat vom Trachealsekret eines stark immunsupprimierten Patienten bei invasiver Lungenaspergillose und akutem Nierenversagen (Abb. 7, 8) [39]. Beachte die drusenähnlichen Kolonien, je aus einer inhalierten Konidie entstanden

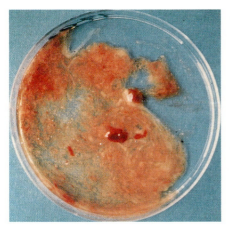
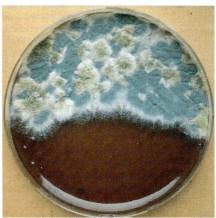

Abb. 7. Blutiges Trachealsekret mit drusenähnlichen Kolonien (Abb. 6). Kapillares Bluten wahrscheinlich durch hohe Keimdichte und proteolytische Aktivität der Aspergillen [39]. Petrischalendurchmesser 80 mm

Abb. 8. Kultureller Befund des Trachealsekretes auf Bierwürzeagar 2 Tg/37°C (Abb. 6, 7): Doppelinfektion mit *A. fumigatus* und *A. flavus* [39]. Petrischalendurchmesser 80 mm

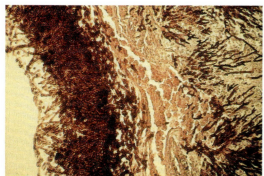
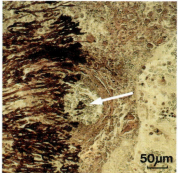

Abb. 9. Bei starker Immunsuppression eine nekrotisierende Tracheobronchitis durch *A. fumigatus* bei invasivem Wachstum; das Ganze nach Grocott gefärbt [10, 27]

Abb. 10. Die Invasion des Blutgefäßes, wie hier im Bild, dauert nur ca. 1–3 Tage. Mit dem Abbrechen des invadierten Hyphenstückes (Pfeil) beginnt die Thrombus- bzw. Embolusbildung durch Eiweißfällung auf der Hyphenoberfläche (Abb. 11) [10, 27]

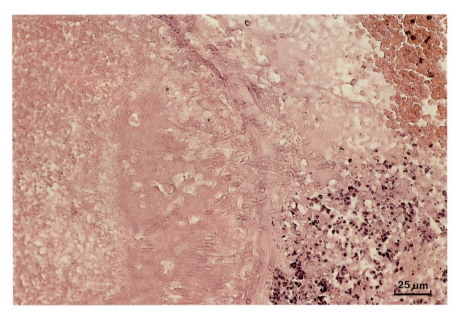

Abb. 11. Ausschnitt eines thrombosierten Blutgefäßes im Subarachnoidalraum. Von dem *A. flavus*-besiedelten Thrombembolus ausgehend, Myzelwachstum durch die Gefäßwand [10, 21]

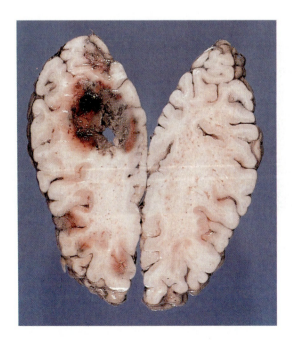

Abb. 12. Zerfallsherd im Gehirn durch *A. flavus* bei Lymphom unter zytostatischer Therapie. Unter Soorprophylaxe mit Nizoral (Ketoconazol) Ablauf einer klinisch unerkannt gebliebenen, invasiven Aspergillose [10]

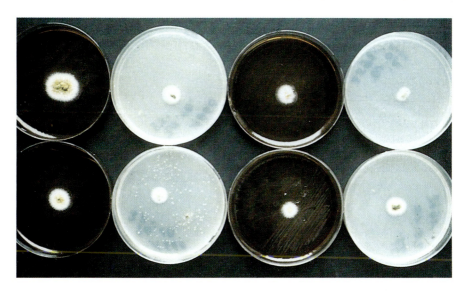

Abb. 13. Optimale Erregeranzucht, hier *A. flavus,* aus Sektionsmaterial (Hirn, Lunge, Thyreoidea, Niere [10]) gelingt nach 24–36 Std/37°C, wenn der Pilz in seiner gewebsdestruierenden Stoffwechsellage, z. B. Proteolyse, mit befallenem Gewebestück in den Nährboden implantiert wird; Bierwürze- ist dem Sabouraud-Agar vorzuziehen

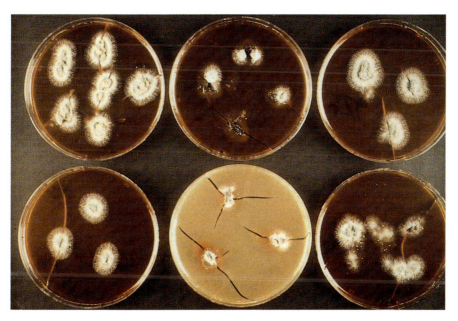

Abb. 14. 7 Tage nach Herztransplantation 24 Std alter kultureller *A. fumigatus*-Befund von Sektionsmaterial (Lunge, Herz, Hirn, Niere, Thyreoidea). Von klinisch-diagnostischer Bedeutung ist, daß ebenso große *Aspergillus*-Herde auch innerhalb von 24–48 Std z. B. in der Lunge möglich sind

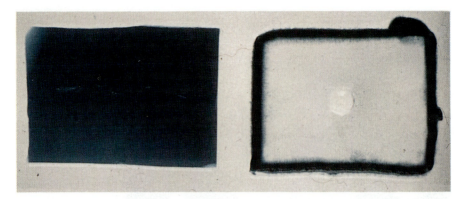

Abb. 15. Extrazelluläre proteolytische Aktivität von *A. fumigatus* in Pleurasekret-Agar. Li: Eiweißkontrolle mittels Eiweißfärbung und Entfärbung: Eiweiß ist blauschwarz gefärbt. Re: Der an den Seiten mit *Aspergillus* beimpfte und bewachsene Agarblock (ca. 1 cm^2) enthält nach 5 Tg/37°C kein anfärbbares Eiweiß [23]

Abb. 16. Extrazelluläre proteolytische Aktivität von *A. fumigatus* in Serum-Albumin-Agar nach 3 Tg/37°C. Beachte: Nur das *Aspergillus*-Myzel zeigt Eiweißfärbung. Im Zentrum des Agarblocks (ca. 1 cm^2) komplette Proteolyse, d.h. per diffusionem wie in Abb. 15 [22]. Unter solchen Bedingungen interessiert z. B. der Ablauf von Immunreaktionen oder die Wirkung eiweißgebundener oder nicht gebundener Antimykotika

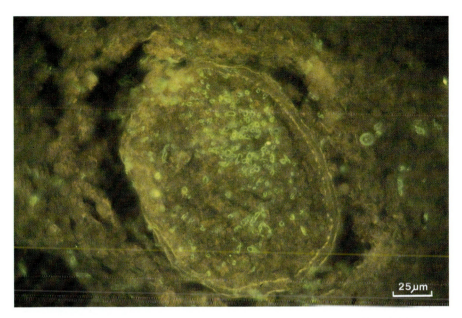

Abb. 17. Histologisches Schnittpräparat von der Lunge eines 26jährigen Patienten mit AML, an invasiver Aspergillose verstorben. Im Bild: Ein von einem Thrombus verschlossenes Blutgefäß mit quergeschnittenen *Aspergillus*-Hyphen. Mittels Immunfluoreszenz Darstellung einer alkalischen *A. fumigatus*-Protease. Die Untersuchung wurde von der Arbeitsgruppe Rüchel, Hygiene-Institut der Universität Göttingen, durchgeführt (ebenso Abb. 18)

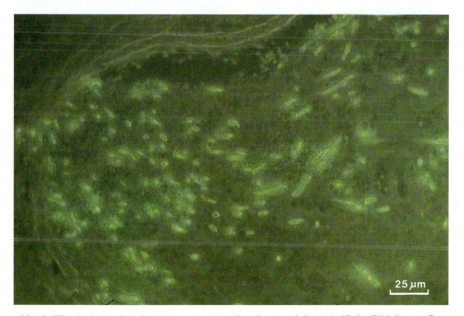

Abb. 18. Histologisches Schnittpräparat von derselben Lunge wie in Abb. 17. Im Bild: Immunfluoreszenz von *Aspergillus*-Zellwandpolysacchariden

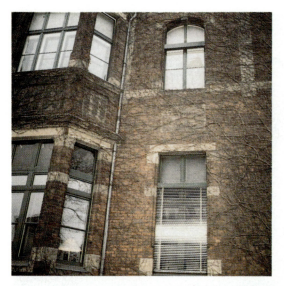

Abb. 19. Bewuchs mit wildem Wein an der Außenwand der Abteilung Hämatolgie, Universitätsklinikum RV, Berlin. Abgestorbenes pflanzliches Material u. a. Biotop von Aspergillen und Mucoraceen [18, 24]

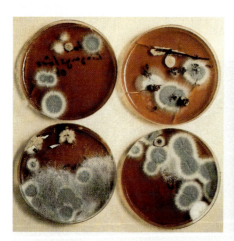

Abb. 20. Oben: Kultureller Befund von zerkleinerter Rinde des wilden Weins (Abb. 19): Alle Proben enthielten u. a. *A. fumigatus.* Unten links: Abstrich aus Luftschlitz des Klinikaufzugs: *A. fumigatus* und *Rhizopus oryzae,* ein bekannter Erreger von Mucormykose [24]. Unten rechts: Abstrich von der Wand des Feuchtraums eines hämatol. Patienten: *A. fumigatus, A. flavus* und *A. niger.* Alle Ergebnisse mittels Bierwürzeagar 2 Tg/37°C. Petrischalendurchmesser 80 mm

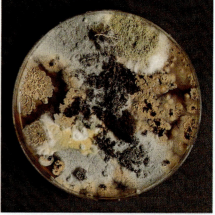

Abb. 22. *A. fumigatus, A. flavus* und *A. niger* aus der Topferde einer Pflanze im Vorraum des Röntgenhauses, unmittelbar neben dem Raum, in dem zum Zeitpunkt der Probeentnahme eine Lungenbiopsie bei einem hämatol. Patienten mit fraglicher Lungenaspergillose durchgeführt wurde [9, 17, 24, 30, 45]. Kultur: Bierwürzeagar 2 Tg/37°C. Petrischalendurchmesser 80 mm

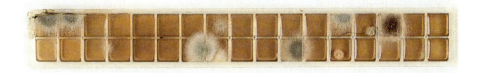

Abb. 21. Raumluftuntersuchung von 40 l Luft im Zimmer eines hämatol. Patienten mittels RCS Luftkeimsammler und Bierwürzeagar 2 Tg/37°C. Teststreifen 2×17 cm: *A. fumigatus, A. niger* und *A. flavus* [16, 25, 30]

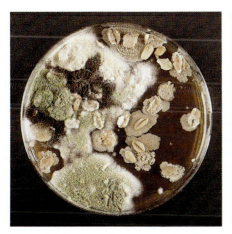

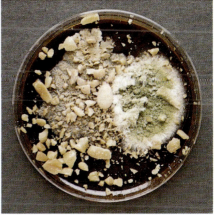

Abb. 23. Isolierung von *A. flavus* aus der angebrochenen Müslipackung eines Lymphompatienten, der nach Knochenmarktransplantation an einer invasiven *A. flavus*-Infektion verstarb. Kultur: Bierwürzeagar 2 Tg/37°C. Petrischalendurchmesser 80 mm

Abb. 24. Isolierung von *A. flavus* aus der angebrochenen Erdnußpackung eines AML-Patienten, der außergewöhnlich viele Erdnüsse aß und an einer invasiven *A. flavus*-Infektion des gesamten Verdauungstraktes verstarb [10, 24, 35, 37]. Kultur: Bierwürzeagar 2 Tg/37°C. Petrischalendurchmesser 80 mm

3. Es muß weiteren Untersuchungen vorbehalten bleiben, festzustellen, inwieweit *Aspergillus*-Proteasen, wie von der Arbeitsgruppe Rüchel, Göttingen, bearbeitet, als antigenetische Marker für die Diagnostik der invasiven Aspergillose in Frage kommen [12].
4. Letztlich wäre zu prüfen, ob und welche antimykotische Prophylaxe bei diesen Risikopatienten sinnvoll sein könnte und welche Antimykotika (evtl. Kombinationen) [2, 11, 39] bei welchen geweblichen Veränderungen der invasiven Aspergillose (insbesondere bei Infarzierung) noch möglich sind.

Es wäre erfreulich, wenn dieses Symposium zu mehr konstruktiver Zusammenarbeit zwischen Kliniker, medizinischem Mykologen, Immunologen, Pharmakologen und Pathologen für die Lösung der Probleme um die invasiven Pilzinfektionen bei Abwehrgeschwächten beitragen würde.

Zusammenfassung

Die Gefahr der invasiven Aspergillose mit raschestem Verlauf als derzeit häufigste und gefürchtetste Mykose mit höchster Mortalität bei hämatologischen Patienten und Herztransplantierten fordert eine ständige medizinisch-mykologisch-diagnostische Überwachung, wenn möglich vor, spätestens aber mit Beginn der Immunsuppression. Als wichtigste Forderung bei der Bekämpfung der invasiven Aspergillose bei immunsupprimierten Patienten gilt eine pilzsporenfreie Raumluft bei entsprechenden innen- und außenarchitektonischen Bedingungen (z. B. Unterbringung von Abteilungen mit diesen Risikopatienten in oberen Etagen von Hochhäusern, Entfernung jeglichen Pflanzenwuchses als *Aspergillus*- und *Mucoraceae*-Biotope). Für die invasive Aspergillose mit Blutgefäßbefall (Thrombosierung, Embolisation, Infarzierung und Nekrose) werden eiweißverändernde Stoffwechselleistungen der Aspergillen, insbesondere ihre proteolytische Aktivität, mit verantwortlich gemacht. Auf eine mögliche, künftige Bedeutung der *Aspergillus*-Proteasen als antigenetische Marker bei der Dignostik der invasiven Aspergillose wird hingewiesen. Für die Therapie der invasiven Aspergillose wird, neben der Herabsetzung der Immunsuppression, die Prüfung der Wirksamkeit von Kombinationen eiweißbindender mit nicht eiweißbindenden Antimykotika empfohlen.

Danksagungen. Die Abbildungen pathologisch-anatomischer, histologischer, kultureller und immunologisch-serologischer Befunde sind Teil gemeinsamer Untersuchungen mit folgenden Pathologen, Klinikern und Mikrobiologen: Frau Dr. med. C. Minguillon, Dr. med. R. Kretschmer-Novakowski, Institut für Pathologie der FU Berlin, Universitätsklinikum Rudolf Virchow, Standort Charlottenburg (Leiter: Prof. Dr. S. Blümcke); Prof. Dr. med. M. Vogel, Abt. Paidopathologie, Institut für Pathologie, Universitätsklinikum Rudolf Virchow, Standort Charlottenburg; Frau Priv. Doz. Dr. med. G. Stoltenburg-Didinger, Institut für Neuropathologie, Unversitätsklinikum Steglitz, Berlin (Leiter: Prof. Dr. med. J. Cervos-Navarro); OA Dr. med. U. Thalmann, Frau Dr. med. B. Kehrein, Institut für Pathologie, Universitätsklinikum Rudolf Virchow, Standort Wedding (Leiter: Priv. Doz. Dr. med. G. Jautzke); Prof. Dr. med. D. Huhn, OA Prof. Dr. med. W. Siegert, Abt. Hämatologie und Onkologie, Universitätsklinikum Rudolf Virchow, Standort Charlottenburg; Prof. Dr. med. R. Hetzer, OA Dr. med. M. Hummel, Deutsches Herzzentrum, Berlin. Die Untersuchungen histologischer Schnittpräparate von Sektionsmaterial über den Nachweis einer alkalischen *A. fumigatus*-Protease mittels Immunfluoreszenz bei der Invasion einer Blutgefäßwand wurden dankenswerterweise von Herrn Prof. Dr. med. R. Rüchel, Hygiene-Institut der Universität Göttingen durchgeführt. Freundlicherweise wurden die Abb. 17 und 18 für dieses Referat und die Publikation zur Verfügung gestellt.

Für Zusammenarbeit am Robert Koch-Institut, Fachgebiet Mykologie gilt mein besonderer Dank Herrn Dipl. Biol. M. Seibold und für technische Assistenz Frau A. Blisse †, E. Antweiler, B. Fröhlich, S. Bach, Herrn W. Altmann und für fotografische Arbeiten Frau A. Röhl und Herrn G. Kniffke.

Literatur

1. Bauer U, Staib F, Hasse W (1975) *Aspergillus*-Befall bei Hauttransplantation und Therapie. Chirurg 46:279-282
2. Denning DW, Stevens DA (1990) Antifungal and surgical treatment of invasive aspergillosis: Review of 2, 121 published cases. Rev Infect Dis 12:1147-1201
3. Ebel K, Greger M (1990) Autoptisch gesicherte Organmykosen bei hämatologisch-onkologischen Patienten. 262. Wiss. Sitzung der Berliner Ges. f. Pathologie, Berlin, 11. 12. 1990
4. Gabal MA (1989) Development of a chromosomal DNA probe for the laboratory diagnosis of aspergillosis. Mycopathologia 106:121-129
5. Grosse G, Hauer E, Staib F (1981) Bronchialasthma als Symptom einer tödlich verlaufenen Lungenaspergillose. Prax Klin Pneumol 35:316-318
6. Grosse G, L'age M, Staib F (1985) Perakute disseminiert verlaufene, tödliche *Aspergillus fumigatus*-Infektion bei Leberversagen und Kortikoidtherapie. Klin Wochenschr 63:523-528
7. Grosse G (1990) Vascularization in *Cryptococcus neoformans* colonization. Zbl Bakt, Mikrobiol, Hyg Abstracts 313:302
8. Henze G, Aldenhoff P, Stephani U, Grosse G, Kazner E, Staib F (1982) Successful treatment of pulmonary and cerebral aspergillosis in an immunosuppressed child. Eur J Pediatr 138:263-265
9. Lie TS, Höfer M, Höhnke Ch, Krizek L, Kühnen E, Iwantscheff A, Köster O, Overlack A, Vogel J, Rommelsheim K (1987) Aspergillose nach Lebertransplantation als Hospitalismusinfektion. DMW 112:297-301
10. Minguillon C, Friedmann W, Vogel M, Stoltenburg-Didinger G, Staib F (1984) Zum Verteilungsmuster entzündlicher Veränderungen bei Infektionen mit *Aspergillus flavus* nach zytostatischer Therapie. Verh Dtsch Ges Path 68:568
11. Polak-Wyss A (1989) Die antimykotische Chemotherapie opportunistischer Pilzinfektionen. Habilitationsschrift, Universität Freiburg im Breisgau
12. Reichard U, Büttner S, Eiffert H, Staib F, Rüchel R (1990) Purification and characterisation of an extracellular serine proteinase from *Aspergillus fumigatus* and its detection in tissue. J Med Microbiol 33:243-251
13. Schaberg T, Mai J, Thalmann U, Seibold M, Staib F (1988) Lungenkryptokokkom – Ein Beitrag zur Diagnostik und Therapie. Internist 29:510-515
14. Schnoy N (1990) Ultrastructural observations on alveolar lung tissue infected by *Cryptococcus neoformans*. Zbl Bakt, Mikrobiol, Hyg Abstracts 313:302
15. Staib F (1974) *Aspergillus fumigatus* in der Ausatmungsluft eines Arztes. DMW 99:1804-1807
16. Staib F (1978) Raumluftuntersuchung auf *Aspergillus*-Arten in der Wohnung eines chronisch Lungenkranken. Bundesgesundhbl 21:471-474
17. Staib F (1979) Zur Bekämpfung von *Aspergillus fumigatus* -Infektionen während des Klinikaufenthalts. Öff Gesundh Wesen 41:777-781
18. Staib F (1980) Epidemiologie und Ökologie von menschen- und tierpathogenen *Aspergillus*-Arten. Bericht über eine Vortragsreihe bei der 37. Tagung der Dtsch. Ges. f. Hyg. u. Mikrobiol., Berlin 1.-4. 10. 1979
19. Staib F (1981) Pilzinfektionen des Zentralnervensystems. In: Hopf HCh, Poeck K, Schliack H (Hrsg) Neurologie in Praxis und Klinik. Thieme, Stuttgart (Bd II, S 4.163-4.170)
20. Staib F (1982) Mykosen durch Pilzsporen in der Raumluft. Zbl Bakt Hyg I Abt Orig B 176:142-154
21. Staib F (1982) Mykotische Meningoenzephalitiden. Bundesgesundhbl 25:305-314
22. Staib F (1982) Extracellular proteolytic activity of *Aspergillus fumigatus* strains with septumlike structures in their phialides in serum-albumin agar. Zbl Bakt Hyg I Abt Orig A 252:279-285

23. Staib F (1985) Pleural fluid as nutrient substratum for *Aspergillus fumigatus* and *A. flavus*. Submerged growth in pleural fluid and extracellular proteolysis in pleural fluid agar. Zbl Bakt Hyg A 260:543-549
24. Staib F (1985) Vorschläge zur Bekämpfung aerogener tiefer Mykosen bei immungeschwächten Personen. Bundesgesundhbl 28:132-138
25. Staib F (1985) Sampling and isolation of *Cryptococcus neoformans* from indoor air with the aid of the Reuter centrifugal sampler (RCS) and *Guizotia abyssinica* creatinine agar. Zbl Bakt Hyg I Abt Orig B 180:567-575
26. Staib F (1987) Kryptokokkose bei AIDS aus mykologisch-diagnostischer und -epidemiologischer Sicht. AIFO 2:363-382
27. Staib F (1989) Infektionen durch Sproß- und Fadenpilze – Aktuelle Themen. In: Jorde W, Schata M (Hrsg) 11. Mönchengladbacher Allergie-Seminare. Dustri-Verlag Dr Karl Feistle, München-Deisenhofen (Bd 2, S 26-45)
28. Staib F (1989) Epidemiologie der Aspergillose unter besonderer Berücksichtigung der zystischen Fibrose (CF). In: Kaiser D (Hrsg) Mukoviszidose 1989: Ergebnisse aus Grundlagenforschung und Klinik. Kali-Chemie Pharma GmbH, Hannover, S 52-59
29. Staib F (1990) Medizinische Mykologie – Stiefkind im Gesundheitswesen. In: Somogyi A, Weise W, Großklaus D (Hrsg) Gesundheit und Umwelt '90. MMV Medizin Verlag, München, S 92-94
30. Staib F, Folkens U, Tompak B, Abel Th, Thiel D (1978) A comparative study of antigens of *Aspergillus fumigatus* isolates from patients and soil of ornamental plants in the immunodiffusion test. Zbl Bakt Hyg I Abt Orig A 242:93-99
31. Staib F, Tompak B, Thiel D, Abel Th (1978) *Aspergillus fumigatus* in der Topferde von Zimmerpflanzen. Bundesgesundhbl 21:209-213
32. Staib F, Steffen J, Krumhaar D, Kapetanakis G, Minck C, Grosse G (1979) Lokalisierte Aspergillose und Oxalose der Lunge durch *Aspergillus niger*. DMW 104:1176-1179
33. Staib F, Bohl D, Foth B, Mishra SK, Rajendran C, Müller JA (1980) Tödliche Aspergillose nach Infarktpneumonie. Prax Pneumol 34:732-738
34. Staib F, Mishra SK, Tompak B, Grosse G, Abel Th, Blisse A, Folkens U, Fröhlich B (1980) Pathogenic yeastlike fungi in meat products. Zbl Bakt Hyg I Abt Orig A 248:422-429
35. Staib F, Rajendran C (1981) Air aspirator for the detection of *Aspergillus flavus* in foodstuffs. Zbl Bakt Hyg I Abt Orig B 172:377-381
36. Staib F, Mishra SK, Rajendran C (1981) Neue Erkenntnisse über *Aspergillus*-Arten als Krankheitserreger im Bereich der Lunge und der Atemwege. Ärztl Lab 27:222-226
37. Staib F, Rajendran C, Mishra SK, Voigt R, Lindlar F, Hartmann C, Weber R, Nowotny P (1983) An atypical *Aspergillus flavus* from a case of brochopulmonary aspergilloma. Zbl Bakt Hyg I Abt Orig A 255:361-367
38. Staib F, Werner E, Stolzis W, Schulz-Dieterich HO, Krumhaar D, Grosse G (1985) Aszendierende *Aspergillus*-Infektion der Pleura bei Langzeit-Thoraxdrainage. Intensivbehandlung 10:11-19
39. Staib F, Bennhold I, Voigt HW, Bangel C, Blisse A (1987) Amphotericin B und Flucytosin-Therapie bei *Aspergillus*-Pneumonie und akutem Nierenversagen. Klin Wochenschr 65:40-47
40. Staib F, Seibold M, Heissenhuber M (1987) Indoor air mycology – aspergillosis, mucormycoisis and cryptococcosis caused by fungal spores from indoor air. In: Institute for Water, Soil and Air Hygiene (Hrsg) Indoor Air '87, Berlin (Vol. 1, S 694-698)
41. Staib F, Seibold M (1988) Mycological-diagnostic assessment of the efficacy of amphotericin B + flucytosine to control *Cryptococcus neoformans* in AIDS patients. Mycoses 31:175-186
42. Staib F, Heissenhuber M (1989) *Cryptococcus neoformans* in bird droppings; A hygienic-epidemiological challenge. AIFO 4:649-655
43. Staib F, Seibold M, Grosse G (1989) *Aspergillus* findings in AIDS patients suffering from cryptococcosis. Mycoses 32:516-523
44. Staib F, Seibold M (1990) *Cryptococcus neoformans* und seine Beziehungen zum Urogenitaltrakt, insbesondere zur Prostata. Bundesgesundhbl 33:401-407
45. Summerbell RC, Krajden S, Kane J (1989) Potted plants in hospitals as reservoirs of pathogenic fungi. Mycopathologia 106:13-22
46. Thalmann U, Kehrein B, Jautzke G, Staib F, Hetzer R (1990) Pilzinfektionen im Autopsiegut nach Herztransplantation. 262. Wiss. Sitzung der Berliner Ges. f. Pathologie, Berlin, 11.12.1990

Labordiagnostik der Aspergillose beim abwehrgeschwächten Patienten

M. Seibold

Einleitung

Fehler bei der Diagnostik der Aspergillose sind – im Gegensatz zur Candidose – aufgrund des Infektionsverlaufs beim abwehrgeschwächten Patienten mit meist größeren Konsequenzen verbunden. Neben der Tatsache, daß die Aspergillose infolge besonderer pathologisch-anatomischer Veränderungen therapeutisch schwer beherrschbar sein kann, hat die Labordiagnostik den Ruf, nur wenig zu einer rechtzeitigen Diagnose beizutragen. Anerkannt werden muß, daß die deshalb mit vielen Vorurteilen behaftete Labordiagnostik der Aspergillose auf dem Gebiet der Serodiagnostik einer Verbesserung bedarf. Der Mykologe ist aber davon überzeugt, daß die herkömmliche mykologische Diagnostik einer invasiven Aspergillose vom Kliniker nicht zum richtigen Zeitpunkt gefordert wird. Im folgenden werden Vorschläge hinsichtlich einer (Labor-)Diagnose-Sicherung der Aspergillose bei abwehrgeschwächten Patienten gemacht und über Erfahrungen am Robert Koch-Institut, Fachgebiet Mykologie, berichtet. Da für Patienten mit dem erworbenen Immunmangelsyndrom (AIDS) keine Disposition für eine invasive Aspergillose wie bei leukopenischen oder stark immunsupprimierten Patienten besteht, sondern nur bei zusätzlicher Leukopenie, Immunsuppression oder anderweitigen Vorschädigungen des Gewebes, sollte im vorliegenden Beitrag das Thema „*Aspergillus*-Befunde bei AIDS" nicht gesondert behandelt werden; zu diesem Thema sei auf spezielle Untersuchungen verwiesen [1, 3, 13].

Material und Methodik

Hier angewandte kulturelle und serologisch-diagnostische Verfahren zur Aspergillose-Diagnostik wurden an anderer Stelle beschrieben [10, 11]. Die Durchführung des Pastorex *Aspergillus*-Tests zum „Nachweis löslicher *Aspergillus*-Antigene im Serum" erfolgte nach Vorschrift des Herstellers (Diagnostics Pasteur). Insgesamt wurden über 1000 Seren (1989–1991) bei gleichzeitiger Berücksichtigung kultureller Ergebnisse – soweit vorhanden – untersucht.

Standardisierung der Untersuchungsphasen

Standardisierte Vorgehensweise in der *präanalytischen Phase* ist notwendig. Diese umfaßt den Zeitraum von dem Plan, eine Probe ins Labor zu schicken bis zum Eingang. Die Voraussetzungen für eine optimale Diagnostik in der analytischen, d. h. Untersuchungsphase, müssen hier geschaffen werden. Essentiell für das Labor sind Informationen über die zu untersuchende Probe und den Patienten. Güte und Relevanz des Materials stehen am Anfang einer Untersuchung. Unverständlich ist, daß bei dem foudroyanten Verlauf der Aspergillose bei abwehrgeschwächten Patienten das größte Problem oft der lege artis-Versand (vor allem Zeitdauer, Adressierung) des Materials in das mykologische Labor darstellt! Zur Art der einzusendenden Materialien besteht häufig noch Unklarheit. In den meisten Fällen ist die Eintrittspforte der Aspergillen der Respirationstrakt (seltener Intestinum und Integument). Daraus ergibt sich die Einsendung von entsprechenden Materialien für die kulturelle Untersuchung (neben einem Nachweis von *Aspergillus*-Antigen) – nicht zu vergessen sind: Nase und Nasennebenhöhlen (verwiesen sei auf *Aspergillus*-Sinusitiden bei akuten Leukämien). Die meisten Isolierungen von Aspergillen bei invasiver Aspergillose im Fachgebiet Mykologie erfolgen aus Sputum bzw. Trachealsekret und bronchoalveolären Lavagen. Bei disseminierten Aspergillosen, die häufig zur Diagnosestellung invasive Materialgewinnung beinhalten, ist zu beachten, daß nur ca. 40% der histo-pathologischen Nachweise noch kulturell anzüchtbar sind [4]. Auch eine Remission mit Demarkierung des Herdes und Absterben des Erregers kann hierfür Ursache sein [9].

Entscheidend für die rechtzeitige Diagnosestellung sind die Zeitintervalle für die mykologisch-kulturelle Untersuchung auf Aspergillen. Aus unserer Erfahrung fordern wir die tägliche Untersuchung bei einer hohen Prädisposition für die invasive Aspergillose, d. h. auch bei klinisch unauffälligen Patienten, danach in größeren Abständen. Eine nur 1–2× wöchentliche Untersuchung auf Aspergillose bei völliger Immunsuppression stellt ein diagnostisches Versäumnis dar.

Standardisiertes Vorgehen in der *analytischen Phase* ist ebenfalls unabdingbar. Dies beinhaltet Qualitätsanforderungen an das Labor, wobei die Anwendung der GLP-Regeln (Grundregeln guter mikrobiologischer Technik – noch nicht überall verwirklicht) vorausgesetzt werden.

Anforderungen sind:
a) personeller Art: die tägliche Besetzung des Labors;
b) an den technischen Ablauf: makroskopische Beurteilung und anschließende mikroskopische Untersuchung des Materials (evtl. nach Zentrifugation). Hier ist ein hoher Anspruch an die fachliche Kompetenz des Untersuchenden zu stellen, da Diagnosen in vielen Fällen schon durch einen Nativbefund erhoben werden können, was einen Zeitaufwand von nur wenigen Minuten erfordert (s. Abb. 1 und 2).
c) an den Materialaufwand: er muß höher sein als bei der Untersuchung eines immunkompetenten Patienten; dazu gehört u. a. der Einsatz einer bestimmten Kombination von Nährböden, sowie bestimmte Kulturtechniken [10]: eingegangen sei hier, an einem ganz einfachen Beispiel, auf den von Staib [9] für die Medizinische Mykologie propagierten Bierwürze-Agar, der häufig die schnellste Differenzierungsmöglichkeit einer *Aspergillus*-Spezies bietet (s. Abb. 3 und 4). Als weiteren Punkt nenne ich die quantitative Verarbeitung eines eingesandten Materials.

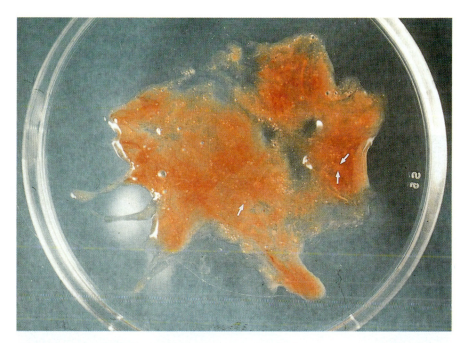

Abb. 1. Makroskopisch auffälliges Sputum mit sog. Drusen (Pfeile) eines Patienten nach Herztransplantation. Petrischalendurchmesser 80 mm

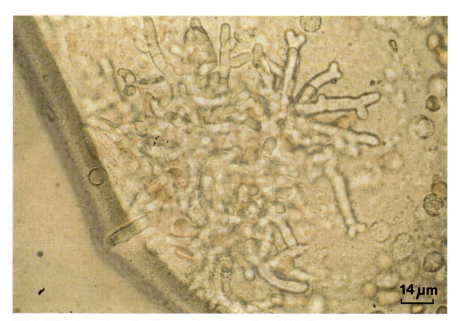

Abb. 2. Mikroskopische Sofortdiagnose einer Aspergillose (Abb. 1): Knorriges, septiertes Myzel, typisch für *Aspergillus*

Die Qualitätsanforderungen in der analytischen Phase bedingen sich z. T. gegenseitig. Cum grano salis kann gesagt werden, daß ein Befund, sofern er massiv vorliegt, sofort erwartet werden kann; für kulturelle Nachweise genügt ein Zeitraum von in der Regel 16–40 Stunden, d. h. der Einsender hat den Anspruch, innerhalb von maximal 48 Stunden von einem positiven Befund unterrichtet zu werden.

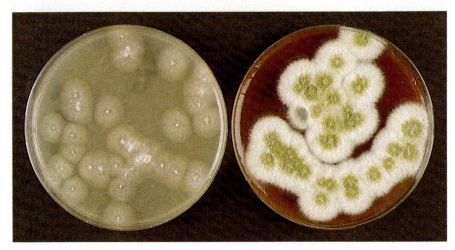

Abb. 3. Nachweis einer *Aspergillus*-Mischinfektion durch *Aspergillus flavus* und *Aspergillus fumigatus* auf Bierwürze–Agar: Fehlen jeglicher Pigmentbildung auf dem herkömmlichen Routine-Nährboden Sabouraud-Agar (li). Kultur nach 2 d/37°C

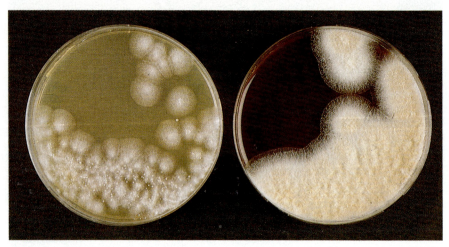

Abb. 4. Vergleich zweier Nährböden (links Sabouraud-Agar, rechts Bierwürze-Agar) bei der Untersuchung von Trachealsekret eines Patienten mit einer *Aspergillus*-Pneumonie (Erreger *Aspergillus terreus*) nach Herztransplantation. Kultur nach 3 d/37°C

In der *postanalytischen Phase* muß das in der analytischen Phase gewonnene Resultat in Korrelation gesetzt werden zu
a) klinischen Daten, insbesondere zu immunologischen, da die invasive Aspergillose nur in einem begrenzten Zeitraum abläuft und die Aufhebung der verantwortlichen Prädisposition allein schon zur Ausheilung führen kann;
b) zu eventuell bekannten Vorbefunden;
c) zur Signifikanz des *Aspergillus*-Nachweises;
d) zu epidemiologischen Faktoren.

Bei einem kulturellen Nachweis von Aspergillen stellt sich die Frage nach dem Wert des erhobenen Befundes. Die Ansicht, *Aspergillus* könne wegen seiner Verbreitung in der Natur bei seinem Nachweis in Sputumbefunden generell ignoriert werden, ist im Falle eines nicht immunkompetenten Patienten falsch. Abgesehen davon, daß bei abwehrgeschwächten Patienten ein solcher Nachweis zumindest aufschlußreiche epidemiologische Rückschlüsse erlaubt [12] (z. B. *Aspergillus*-Sporengehalt der Raumluft in der Klinik), waren nach unseren bisherigen Erfahrungen bei diesen Patienten wiederholte Aspergillus-Isolierungen aus dem Sputum mehrheitlich Zeichen einer beginnenden oder invasiven Aspergillose, deren kulturelle Nachweisbarkeit wenige bis mehrere Tage vor der klinischen Manifestation geführt werden konnte. Die Häufigkeit von *Aspergillus*-Befunden und der pathognomonische Nachweis sind aus Tabelle 1 ersichtlich. Tabelle 2 gibt einen Aufschluß über die nachgewiesenen Erreger einer invasiven Aspergillose in einem bestimmten Zeitraum. Anzumerken ist, daß die Häufigkeit der nachgewiesenen Erreger im Verlauf eines Beobachtungszeitraumes von über 5 Jahren starken Schwankungen unterliegt. Einem erfahrenen Labor ist es möglich, in Zusammenarbeit mit dem Kliniker und unter Berücksichtigung epidemiologischer Zusammenhänge, *Aspergillus*-Befunde sicher zu werten. Wie bereits bemerkt, muß spätestens hier, besser aber, in der präanalytischen Phase, ein Kontakt zum Kliniker hergestellt werden.

Die Bearbeitung der sich daraus ergebenden Fragen zur Epidemiologie, Diagnostik und Therapie kann nur der zentralen Stellung des medizinisch-

Tabelle 1. *Aspergillus*-Befunde bei abwehrgeschwächten Patienten (n > 200; Jan. 89 – Febr. 91, vereinfachte Daten)

Nachweis von *Aspergillus* spp.:	~ 20%
Pathognomonischer Nachweis:	~ 10%

Tabelle 2. Nachgewiesene Erreger bei invasiver/disseminierter Aspergillose in %. (Jan. 89 – Febr. 91, vereinfachte Daten)

Aspergillus fumigatus:	85%
Aspergillus flavus:	10%
Aspergillus terreus und *Aspergillus* spp.:	5%

mykologischen Labors in engster Zusammenarbeit mit Klinik und Pathologie überlassen bleiben [8, 9, 12].

Empfindlichkeitsprüfung von Aspergillen gegen Antimykotika

Amphotericin B braucht nicht getestet zu werden, der Einsatz von 5-Flucytosin wird kontrovers diskutiert. Für beide Antimykotika gibt es Standards [5]. Eindrucksvoll ist ein Bioassay mit Hilfe des Erregerstammes, z. B. *Aspergillus flavus,* im Falle einer invasiven Aspergillose, die mit der Kombination von Amphotericin B + 5-Flucytosin behandelt wurde (s. Abb. 5). Alle bisher von uns isolierten Aspergillen erwiesen sich in den Primär-Isolaten als empfindlich gegen 5-Flucytosin. Im Zusammenhang mit der Therapie muß darauf hingewiesen werden, daß einerseits sogenannte Therapie-Versager nicht immer medikamentös bedingt sein müssen, z. B. sind wirksame Gewebespiegel auch nach über 8wöchiger Amphotericin B/5-Flucytosin-Therapie bei Infarzierung nicht zu erreichen, andererseits können Demarkierungsprozesse bei einsetzender Remission zu einer Fehleinschätzung, insbesondere von Azolen, führen.

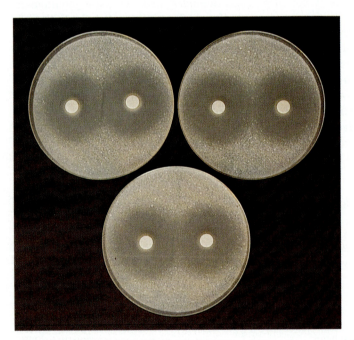

Abb. 5. Bioassay von Antimykotika in klinischem Untersuchungsmaterial am Beispiel von 5-Flucytosin. Besonders informativ ist der Bioassay unter Verwendung des Erregerstammes. Im Bild: 6 Serumspiegelbestimmungen von 5-Flucytosin mit Hilfe von *Aspergillus flavus,* einem Erregerstamm bei invasiver Aspergillose der Lunge. Beachte: Weitgehend identische Hemmhofdurchmesser (entsprechend einem Spiegel von ca. 100 μg/ml) von zu verschiedenen Zeiten entnommenen Serumproben [11]

Serodiagnostik der Aspergillose – Pastorex *Aspergillus*, ein kommerzieller Antigennachweis

Im Vordergrund steht die gestörte oder fehlende Antikörperbildung beim abwehrgeschwächten Patienten. Deshalb ist der Antigennachweis von besonderem und aktuellem Interesse. So kommt dem Galactomannan-Nachweis von *Aspergillus* als Indikator für eine invasive Aspergillose durch *Aspergillus fumigatus* und antigenetisch verwandten Arten große diagnostische Bedeutung zu [2, 6, 14]. Der kommerziell erhältliche Test Pastorex *Aspergillus* zum „Nachweis löslicher *Aspergillus*-Antigene im Serum" basiert auf einem monoklonalen Antikörper gegen Galactomannan, gebunden an Latex-Partikel. Die Nachweisgrenze zum Nachweis im Serum wird mit 15 ng/ml angegeben. Dieser Latex-Test hat den Vorteil, daß er im Gegensatz zu anderen Verfahren, wie z. B. RIA oder ELISA, sehr einfach und schnell (Zeitbedarf für Serum ca. 30 Minuten) durchführbar ist. Für die Interpretation der Resultate muß jedoch auf einige Gegebenheiten hingewiesen werden, die gewöhnlich übersehen werden, was der Grund für häufige Fehlinterpretation ist, wenn man die serologischen Befunde nicht im Zusammenhang mit den kulturellen Befunden und der klinischen Situation bewertet [7]. Die wichtigsten sind:

1. Ein positives Ergebnis im Serum ist erfahrungsgemäß mit einer hohen Signifikanz für eine invasive Aspergillose verbunden.
2. Da die Antigenämie im Gegensatz zu der bei Cryptococcose transienter Natur ist, muß bei dringendem Verdacht des Vorliegens einer invasiven Aspergillose und erstmaligem negativem serologischem Ergebnis eine täglich mehrmalige Untersuchung erfolgen! Dies steigert die Sensitivität des Testes bis auf über 90%. Aufgrund der Transienz (Clearing von Antigen) gilt, daß ein negatives Ergebnis eine Aspergillose nicht ausschließt.
3. Das Frühstadium einer invasiven Aspergillose, d. h. das beginnende, in den meisten Fällen von einer Schleimhaut-Kolonisation ausgehende, invasive Wachstum ist im Gegensatz zu dem der Cryptococcose serologisch nicht darstellbar, ebensowenig wie die bloße Schleimhaut-Kolonisation. Deshalb wird der Antigen-Nachweis oft erst spät im Verlauf der Infektion erbracht.
4. Aspergillome, falls es zu einer solchen Bildung kommt (Remission), gelten per definitionem als nichtinvasiv und können sich, je nach Genese, im Antigen-Nachweis positiv oder negativ verhalten; Aspergillome auf dem Boden einer präformierten Höhle erwiesen sich bisher als negativ.
5. Eine bereits eingeleitete antimykotische Therapie kann, je nach Stadium der Aspergillose, einen späteren Antigen-Nachweis unmöglich machen.
6. Die Verwendung von Untersuchungsmaterialien außer Serum führt zu einer höheren Sensitivität, jedoch sinkt dadurch die Spezifität. Aufgrund umfangreicher eigener Erfahrungen erwiesen sich am geeignetsten für den Nachweis von *Aspergillus*-Antigen neben Serum Urin und BAL.
7. Retrospektive Tests sind an bestimmte Voraussetzungen gebunden, weil unter bestimmten Bedingungen die Antigene „altern" können.

Tabelle 3. Kultureller Nachweis von Aspergillen und Sensitivität des Antigen-Nachweises (Pastorex *Aspergillus*) beim abwehrgeschwächten Patienten (vereinfachte Daten)

kulturell:	50 (100%)	serologisch: 13/50 („Sensitivität" 26%)
pathognomonischer kultureller Nachweis:	25/50 (50%)	serologisch: 13/25 („Sensitivität" 52%)
pathognomonischer kultureller Nachweis bei invasiver Aspergillose:	13/25 (50%)	serologisch: 11/13 („Sensitivität" 85%)

Diese Antigen-Nachweismethode ist in Verbindung mit der kulturellen Untersuchung ein fester Bestandteil der Aspergillose-Diagnostik im Robert Koch-Institut. In ca. 20% aller erstmaligen Labor-Diagnosen einer invasiven Aspergillose wurde die Diagnose serologisch gestellt, wobei die Kultur nicht, noch nicht oder nicht mehr positiv war. Zur Einschätzung der Sensitivität des beschriebenen Antigen-Nachweises müssen verschiedene Faktoren berücksichtigt werden. Nicht bei jedem kulturellen *Aspergillus*-Nachweis kann ein serologisch positives Ergebnis erwartet werden. Bei klinisch nachgewiesener invasiver (Lungen-)Aspergillose mit pathognomonischem, mykologisch-kulturellem Befund lag die Sensitivität des Testes bei den von uns untersuchten Patienten bei über 80%, bei einer Spezifität aus über 1000 Proben von größer als 90% (s. Tabelle 3).

Zusammenfassung

Bei der Diagnose von Aspergillosen bei abwehrgeschwächten Patienten kommt der Labordiagnostik entscheidende Bedeutung zu. Die im Labor erhobenen Befunde unterliegen komplexen Zusammenhängen, was ein eigenständiges mykologisches Labor und eine Kooperation zwischen verschiedenen Disziplinen erfordert. Im Vordergrund der Diagnostik müssen kulturelle Untersuchungen von Materialien des Respirationstraktes stehen. Standards in den verschiedenen Untersuchungsphasen sind notwendig, bieten jedoch keine Gewähr für die Erkennung einer Aspergillose. Der serologisch geführte Antigennachweis (am Beispiel von Pastorex *Aspergillus*) zur Untersuchung auf das Vorliegen einer invasiven (Lungen-)Aspergillose weist eine gute Spezifität und Sensitivität auf, kann jedoch eine kulturelle Untersuchung (Frühnachweis) nicht ersetzen und ist aufgrund einiger aufgezeigter Besonderheiten nur dem erfahrenen Mykologen zu empfehlen.

Literatur

1. Denning DW, Follansbee SE, Scolaro M, Norris S, Edelstein H, Stevens DA (1991) Pulmonary aspergillosis in the acquired immunodeficiency syndrome. N E J Med 324:654–662
2. Dupont B, Huber M, Kim SJ, Bennett JE (1987) Galactomannan antigenemia and antigenuria in aspergillosis: studies in patients and experimentally infected rabbits. J Inf Dis 155:1–11

3. Grosse G, Staib F, Seibold M, Heise W, Artigas J (1989) Invasive aspergillosis – an AIDS typical opportunistic infection? In: Proceedings of the Fifth International Conference on AIDS, Montreal, June 4–9, 1989. Ottawa, Ont: International Development Research Centre, abstract
4. Meyer RD, Young LS, Armstrong D, Yu B (1973) Aspergillosis complicating neoplastic disease. Am J Med 54:6–54
5. Polak A (1987) Multicenter-Studie zur Standardisierung der Empfindlichkeitsbestimmung von Pilzen gegen 5-Fluorcytosin und Amphotericin B. mykosen 30:306–314
6. Reiss E, Lehmann PF (1979) Galactomannan antigenemia in invasive aspergillosis. Infect Immun 25:357–365
7. Seibold M (1990) Ein Latex-Test zum Nachweis von *Aspergillus*-Galactomannan-Antigenen. Einsatzmöglichkeiten und Grenzen. Vortrag bei der 24. Wiss. Tagung der Deutschsprachigen Mykol. Ges. 14.–17. Juni 1990, Göttingen
8. Seibold M (1990) Standardization in medical mycology. Med report 20:6–8
9. Staib F (1991) Medizinische Mykologie – Stiefkind im Gesundheitswesen. hautnah myk 1/3:116–123
10. Staib F, Mishra SK, Rajendran C (1981) Neue Erkenntnisse über *Aspergillus*-Arten als Krankheitserreger im Bereich der Lunge und der Atemwege. Ärztl Lab 27:222–226
11. Staib F, Bennhold I, Voigt H-W, Bangel C, Blisse A (1987) Amphotericin B und flucytosin-Therapie bei *Aspergillus*-Pneumonie und akutem Nierenversagen. Klin Wochenschr 65:40–47
12. Staib F, Seibold M, Heissenhuber M (1987) Indoor air mycology – aspergillosis, mucormycosis and cryptococcosis caused by fungal spores from indoor air. In: Institute for Water, Soil and Air Hygiene (Hrsg.) Indoor Air '87, Berlin (Vol. 1, S 694–698)
13. Staib F, Seibold M, Grosse G (1989) *Aspergillus* findings in AIDS patients suffering from cryptococcosis. mycoses 32:516–523
14. Talbot GH, Weiner MH, Gerson SL, Provencher M, Hurwitz S (1987) Serodiagnosis of invasive aspergillosis in patients with hematologic malignancy: validation of the *Aspergillus fumigatus* antigen radioimmunassay. J Inf Dis 155:12–27

Können molekularbiologische Methoden in der Diagnostik von Mykosen Bedeutung erlangen

H. Mauch

Mit der Einführung molekularbiologischer Methoden, insbesondere der Polymerase-Kettenreaktion (PCR), hat eine neue Phase der diagnostischen Entwicklung auch in der Mikrobiologie begonnen. Die Sensitivität der Polymerase-Kettenreaktion erlaubt den Nachweis von nur wenigen Mikroorganismen (Eisenach et al. 1990). Eine Hauptvoraussetzung für einen sinnvollen Einsatz bildet der Nachweis *spezifischer* DNS- bzw. RNS. Die Labilität der RNS läßt es ratsam erscheinen, z. B. in Probenmaterialien, nicht RNS sondern die stabilere DNS zu detektieren. Über Anwendungen der PCR bei Mykosen sind bisher noch keine Berichte bekannt.

Bei welchen Mykosen ist eine Verbesserung der Diagnostik notwendig und aussichtsreich? Die selten auftretenden invasiven Mykosen, z. B. die Sporotrichose oder die außereuropäischen Mykosen scheinen wegen ihres seltenen Auftretens in unseren Bereichen weniger ein Indikationsgebiet für die PCR darzustellen. Entscheidend ist, daß der Kliniker an die Möglichkeit dieser selten auftretenden Mykosen denkt und das entsprechende Probenmaterial an einen erfahrenen Mykologen oder Mikrobiologen zur mikroskopischen und kulturellen Untersuchung sendet.

Bei der Diagnostik der Cryptococcose sind die Kultur auf entsprechendem Differentialmedium (Staib 1973) und der Antigentest im Liquor oder Serum (de Repentigny 1989) gut etablierte und spezifische Methoden. Die Entwicklung molekularbiologischer Methoden zur Diagnostik der Cryptococcose erscheint daher nicht vorrangig. Allerdings stellt sich die Frage, ob nicht durch ein noch frühzeitigeres Erkennen von *Cryptococcus neoformans* bzw. dessen DNS in Körpersekreten bei Cryptococcose-gefährdeten AIDS-Patienten eine Erkrankung verhindert werden könnte.

Für die Diagnostik der invasiven und generalisierten *Candida*-Infektionen sind alle bisherigen Methoden entweder zu wenig spezifisch oder zu wenig sensitiv (de Repentigny 1989). Bei dieser Mykose erscheint eine Verbesserung der Diagnostik vordringlich. Wegen der bekannten „Kontamination" („Kolonisation") von Sputen oder Bronchialsekret mit *Candida* dürfte jedoch nur Serum oder Blut als Probenmaterial geeignet sein.

Aspergillus-Infektionen verlaufen bei einem großen Teil der Patienten nach Transplantationen tödlich. Trotz der enormen Bemühungen, diese Erkrankung durch kulturelle Methoden zu erkennen und durch Umgebungsuntersuchungen zu verhindern, stellen sich folgende Fragen:

Sind diese bisherigen Methoden erfolgreich und ausreichend? Es wird berichtet, daß trotz bei Obduktionen festgestellter generalisierter Aspergillus-Infektion bei immunsupprimierten Patienten die Sputum-Diagnostik regelmäßig versagt (Fischer et al. 1981), so daß die Sensitivität der bisherigen Nachweismethoden offenbar nicht ausreichend ist.

Sind sie allein deshalb nicht so erfolgreich, weil sie nicht optimal genutzt werden, z. B. in Form regelmäßiger Kultur-Kontrollen von Sputen und Brochialsekreten? Eine tägliche Kontrolle ist jedoch wegen des sehr hohen Aufwandes und der fraglich höheren Ausbeute als nicht realistisch einzuschätzen. Aber auch, wenn eine regelmäßige Kontrolle erfolgt, wird die Aspergillose nicht trotzdem zu spät diagnostiziert? Sind nicht trotz „rechtzeitiger" Diagnosestellung häufig genug Therapieversager zu beobachten?

Darf nach Wachstum des ubiquitär vorkommenden *Aspergillus* auf der Kulturplatte, z. B. aus Sputum überhaupt eine Aspergillose diagnostiziert werden? Es ergibt sich somit zusätzlich die Frage, ob die bisherigen Methoden ausreichend spezifisch sind.

Aus der offenbar nicht ausreichenden Spezifität und Sensitivität der angewendeten Methode zur Aspergillose-Diagnostik ergibt sich die Notwendigkeit, mit Hilfe der Polymerase-Kettenreaktion und ihrem Einsatz insbesondere im Blut oder Serum zu überprüfen, ob eine *frühzeitigere* Diagnose einer invasiven Aspergillose bei Transplantationspatienten gelingt.

Die Hauptvoraussetzung für die erfolgreiche Anwendung der PCR bildet der Nachweis *spezifischer* DNS. Deshalb bestand unser erstes Ziel darin, eine spezifische DNS-Sequenz für *Aspergillus,* insbesondere für die pathogenen *Aspergilli* *A. fumigatus, A. flavus, A. terreus* und *A. niger* zu finden. Prinzipiell können zwei Wege zum Erfolg führen: 1. Die teilweise schwierige und zeitaufwendige, jedoch sicher zum Ziele führende sog. differentielle Hybridisierung und 2. der Sequenzvergleich bereits vorhandener RNS- bzw. DNS-Sequenzen mittels Computeranalysen über Datenbanken; dieser zweite Weg führte zu mehreren DNS-Sequenzen, die als „Kandidaten" für spezifische Primer bzw. Sonden infrage kamen. Wir wählten eine 119 bp lange Sonde, deren mikrobiologische Spezifität jedoch gegenüber den o. g. „pathogenen" *Aspergillus*-Spezies durch folgendes methodisches Vorgehen überprüft werden mußte:

1. Die Synthese der entsprechenden Primerpaare,
2. die Isolierung der DNS von *A. flavus, A. fumigatus, A. terreus, A. niger* und apathogenen *Aspergilli,* z. B. *A. giganteus,* weiterhin von anderen nicht pathogenen Umwelt-Schimmelpilzen wie *Penicillium*-Spezies, außerdem von *Candida*-Spezies, Bakterien, humanen Zellen usw. ;
3. mit Hilfe der Primer und der PCR wurde das entsprechende DNS-Segment der isolierten DNS aus den verschiedenen Zellen amplifiziert;
4. die amplifizierten DNS-Isolate wurden elektrophoretisch in Polyacrylamidgel aufgetrennt und die Banden autoradiographisch dargestellt.

Hierbei zeigten sich Amplifikate für die DNS von *A. flavus, A. fumigatus, A. terreus,* nicht jedoch für die DNS-Isolate, von z. B. *M. tuberculosis, E. coli,* humanen Zellen, *Penicillium*-Spezies und *A. giganteus.*

Weitere Untersuchungen müssen angeschlossen werden, um die Spezifität der eingesetzten Primer bzw. Sonderpaare zu beweisen, z. B. durch Anwendung von Restriktionsenzymen, durch Hybridisierungen mit spezifischen Sonden, durch Sequenzieren der amplifizierten DNS u. a.. Weiterhin steht die mikrobiologische und klinische Evaluation an einer großen Zahl von Mikroorganismen und klinischen Materialien bevor. Die von uns entdeckte 119 bp lange DNS-Sequenz aus *Aspergillus* erscheint als ein vielversprechender „Kandidat" für eine molekularbiologische Diagnostik der Aspergillose.

Literatur

1. Eisenach DK, Cave MD, Bates JH, Crawford JT (1990) Polymerase chain reaction amplification of a repetitive DNA sequence specific for *Mycobacterium tuberculosis.* J Infect Dis 161:977-981
2. Fischer DW, Armstrong D, Yu B, Gold JW (1981) Invasive aspergillosis: progress in early diagnosis and treatment. Am J Med 71:571-577
3. Meyer RD, Young LS, Armstrong D, Yu B (1973) Aspergillosis complicating neoplastic disease. Am J Med 54:6-15
4. de Repentigny L (1989) Serological techniques for diagnosis of fungal infection. Europ J Clin Microbiol Infect Dis 8:362-375
5. Staib F, Randhawa HS, Grosse G, Blisse A (1973) Zur Identifizierung von *Cryptococcus neoformans* aus klinischem Untersuchungsmaterial. Zbl Bakt Hyg A 225:211-222

Die Prostata als Erregerreservoir bei der Cryptococcose

G. Grosse

Einleitung

Die Cryptococcose hatte im Vergleich zur Aspergillose, der gefährlichsten Pilzkomplikation bei abwehrgeschwächten hämatologischen Patienten, bis vor wenigen Jahren nur eine untergeordnete Bedeutung. Mit dem Aufkommen der erworbenen Immunschwäche AIDS ist die Cryptococcose dagegen zur wichtigsten, generalisiert verlaufenden, mykotischen Komplikation dieser Risikogruppe geworden. Interessanterweise blieb sie, im Vergleich zur Aspergillose, bei hämatologischen Patienten weiterhin eine Rarität. Inwieweit die seltenere Exposition gegen *Cryptococcus neoformans* im Vergleich zu *Aspergillus*-Arten dies erklärt, wäre zu prüfen.

Zwischen diesen beiden aerogenen Pilzinfektionen ergeben sich grundlegende Unterschiede in der pulmonalen Affektion und im Verlauf der Dissemination. Die *Aspergillus*-Infektion ist charakterisiert durch die destruktive Ausbreitung des Erregers mit Blutgefäßinvasion und -thrombosierung (Abb. 1), wobei die hämatogene Streuung durch Embolisation erfolgt. Ohne thrombotische Gefäßverschlüsse verläuft dagegen der Übertritt von *C. neoformans* aus der primären, pulmonalen Ansiedlung (Abb. 2) in das Blutgefäßsystem bei der hämatogenen Dissemination der Cryptococcose [9]. In der dichten Kolonisation von bekapselten *C. neoformans*-Zellen ist gerade das *erhaltene* Kapillarnetz charakteristisch [2], das von wesentlicher Bedeutung für die therapeutische Effektivität der bewährten antimykotischen Substanzen ist.

Trotz konsequenter antimykotischer Therapie kommen bei AIDS-Patienten im fortgeschrittenen Stadium der Cryptococcose Rezidive vor, obgleich im Anschluß an eine wirksame Therapie aus Liquor und Bronchialsekret keine vermehrungsfähigen Zellen von *C. neoformans* mehr isolierbar sind. Der alleinige Nachweis vermehrungsfähiger Pilzzellen in Urin und Prostatasekret bzw. Samenflüssigkeit (Abb. 3) weist auf den Genitaltrakt als nicht antimykotisch sanierbare Infektionsnische hin [5, 6, 11–15]. Damit stellt sich die Frage nach den morphologischen Gegebenheiten dieses Organsystems und speziell der Prostata.

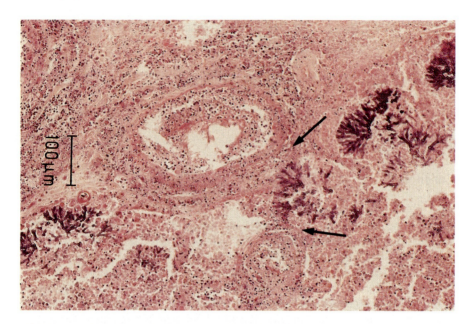

Abb. 1. Invasive Aspergillose der Lunge, mikroskopisch. Nekrotisierende Pneumonie mit Destruktion des Lungenparenchyms. In einigen der nur schattenhaft abgrenzbaren Alveolen zwischen zellreichem entzündlichem Exsudat typisches, radiär verzweigtes *Aspergillus*-Myzel (PAS-positiv). Bei beginnender Gefäßinvasion (→) Wandnekrosen der Blutgefäße mit initialer Thrombosierung in Gegenüberstellung zur Cryptococcose (vergl. Abb. 2). (PAS, mittlere Vergrößerung)

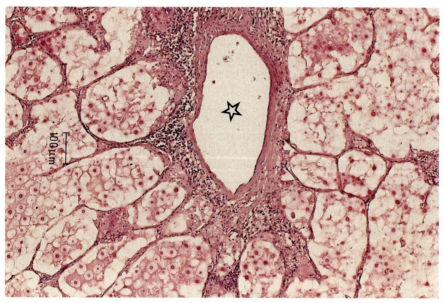

Abb. 2

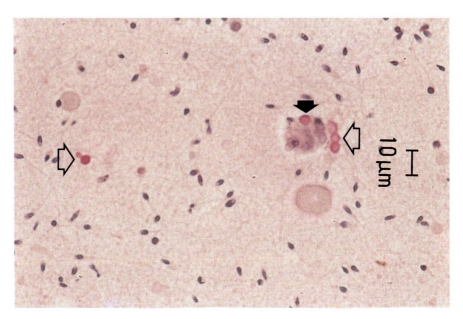

Abb. 3. Sperma eines AIDS-Patienten mit einer Cryptococcose, mikroskopisch. Trotz antimykotischer Therapie einer generalisierten Cryptococcose einzelne freiliegende (▽) oder phagozytierte (▼) PAS-positive Zellen von *C. neoformans* zwischen zahlreichen Spermien mit kleinen haferkornartigen dunklen Köpfen. (PAS, starke Vergrößerung)

Material und Methodik

1. Von 6 AIDS-Patienten mit einer Cryptococcose wurden acetonfixierte Ausstrichpräparate von Samenflüssigkeit oder speziell von Prostatasekret mit Haematoxylin-Eosin (HE) oder nach Giemsa gefärbt sowie der PAS-Reaktion und der Grocott-Versilberung unterzogen (siehe hierzu die Gemeinschaftsstudie „Cryptococcosis in AIDS: the urogenital tract" [15].
2. Von 5 verstorbenen, männlichen AIDS-Patienten mit einer Cryptococcose unter 150 von 1987 bis Anfang 1991 durchgeführten AIDS-Obduktionen des Berliner Auguste-Viktoria-Krankenhauses (AVK) wurden Paraffinschnitte formalinfixierten Gewebes (gepuffertes 5%iges Formalin) der Prostata und von Lungen, Myokard, Gehirn, Augen, Leber, Milz, Pankreas, Lymphknoten, Hoden, Nebenhoden und Samenblasen mit Haematoxylin-Eosin (HE) gefärbt sowie der PAS-Reaktion und der Grocott-Versilberung unterzogen (Tabelle 1).

Abb. 2. Cryptococcose der Lunge, mikroskopisch. Zahllose kleine runde bekapselte Zellen von *C. neoformans* (PAS-positiv) in den intakten Lungenalveolen als reaktionsarme Kolonisation mit lediglich perivaskulärer Rundzellreaktion o h n e Blutgefäßthrombosierung (Pulmonalarterienast mit freiem Lumen: ☆) in Gegenüberstellung zur invasiven Aspergillose (vergl. Abb. 1). (PAS, mittlere Vergrößerung)

Tabelle 1. Cryptococcose bei AIDS im Obduktionsgut 1987–1991 (AVK, Institut für Pathologie)

Nr.	Patient	weitere AIDS-Komplikationen	Cryptococcose-Stadium	Prostata, histolog. *C. neoformans*-Nachw.
1	H., J. 43 J m		II Generalisation ZNS +	+
2	M., J. 28 J. m	KS, dissemin., PcP	I–II Lunge, pulmohiläre Lymphknoten	++
3	S., W. 29 J. m		II Generalisation ZNS +++	+++
4	L., M. 27 J. m	PcP, chron.-rezidiv., Pneumothorax, disseminiert Pc	II Generalisation ZNS +	++
5	B., W. 40 J. m	PcP CMV	I Lunge	∅

Zeichenerklärung: I = Primärstadium, II = Sekundärstadium, CMV = Zytomegalie, KS = Kaposisarkom, PcP = *Pneumocystis carinii*-Pneumonie (Pc = *Pneumocystis carinii*), ZNS = Zentralnervensystem, m = männlich. + = geringer Befall (Prostata nur intrakapillär), ++ = herdförmiger Befall, +++ = massiver Befall

Hinweis: Eine Erklärung für die relativ geringe Zahl an Cryptococcose-Fällen im Obduktionsgut dürfte, abgesehen davon, daß nicht alle Fälle obduziert werden können, in den Aktivitäten der Fachgruppe Mykologie am Robert Koch-Institut des BGA und der optimalen Zusammenarbeit mit der II. Inneren Abteilung des AVK (Chefarzt Prof. Dr. med. M. L'age) zu suchen sein: 1. Aufklärung zur Vermeidung der Infektionsquellen, 2. Bemühen um die Frühdiagnose, 3. optimal kontrollierte Therapie.

3. Die besprochenen Cryptococcose-Fälle wurden mykologisch-diagnostisch vom Fachgebiet Mykologie am Robert Koch-Institut des BGA bearbeitet.

Ergebnisse

1. Von 6 AIDS-Patienten mit einer Cryptococcose im fortgeschrittenen Sekundärstadium und z. T. breitem serologischem Befundprofil (siehe hierzu die Gemeinschaftsstudie „Cryptococcosis in AIDS: the urogenital tract" [15] ergab sich zusammengefaßt folgender zytologischer Befund der Samenflüssigkeit bzw. des Prostatasekretes: In den Ausstrichpräparaten erkennt man zahlreiche Spermien und einkernige Makrophagen oder von diesen abgeleitete mehrkernige Riesenzellen. Unterschiedlich große, runde, z. T. sprossende, PAS-positive Pilzzellen mit vereinzelt erkennbarer Polysaccharidkapsel liegen als Einzelpartikel oder kleine Zellgruppen frei im Ausstrichgrund oder im Zytoplasma oben beschriebe-

ner ein- oder mehrkerniger Makrophagen bzw. Riesenzellen. Einzelne Pilzzellen werden von einer Gruppe von Makrophagen umlagert (Abb. 3).
2. Unter 150 Obduktionen zwischen 1987 und Anfang 1991 im Berliner AVK verstorbener AIDS-Patienten fanden sich 6 Cryptococcose-Fälle unterschiedlicher Krankheitsstadien. Bei 4 der 5 männlichen Patienten (Tabelle 1) waren Cryptococcen in der Prostata histologisch nachzuweisen. Bei einem Fall (Nr. 5) eines Primärstadiums (Stadium I) ließen sich keine Zellen von *C. neoformans* außerhalb der Lunge, auch nicht in der Prostata, darstellen. Ein herdförmiger Prostatabefall zeigte sich im Fall eines frühen Sekundärstadiums (Fall Nr. 2), bei dem neben dem Lungenherd sonst nur pulmohiläre Lymphknoten partiell befallen waren. 3 der verstorbenen AIDS-Patienten befanden sich im fortgeschrittenen Sekundärstadium; dennoch konnten in einem Fall (Nr. 1) in der Prostata nur einzelne Pilzzellen intrakapillär dargestellt werden. In den beiden weiteren Fällen war die Prostata einmal herdförmig (Fall Nr. 4) und einmal diffus (Fall Nr. 3) befallen (Abb. 4). Zusammengefaßt ergab sich der folgende pathohistologische Prostatabefund: Zahllose, unterschiedlich große, rundliche, z. T. sprossende Pilzzellen (*C. neoformans*-Blastosporen) erkennt man im Sekret der Acini, gelegentlich auch innerhalb eingedickter Sekretschollen. Einzelne Zellen von *C. neoformans* liegen im Zytoplasma von Makrophagen oder in mehrkernigen, von diesen abzuleitenden Riesenzellen (Abb. 5). Verschiedentlich

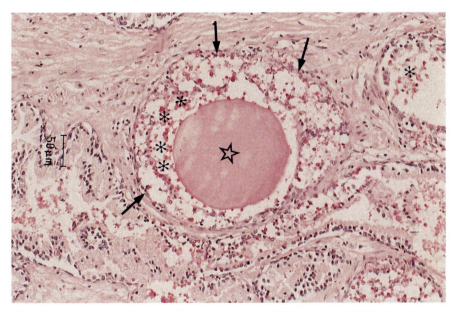

Abb. 4. Cryptococcose der Prostata bei einem verstorbenen AIDS-Patienten (Fall Nr. 3), mikroskopisch (vergl. Abb. 5). Im Sekret des zentral liegenden Azinus zahlreiche kleine runde PAS-positive Zellen von *C. neoformans* (★) neben einem sog. Corpus amylaceum (Sekretkonkrement: ☆) oder daran angelagert. Zystische Herde von *C. neoformans*-Zellen an verschiedenen Stellen innerhalb des Azinusepithels (→). (PAS, mittlere Vergrößerung)

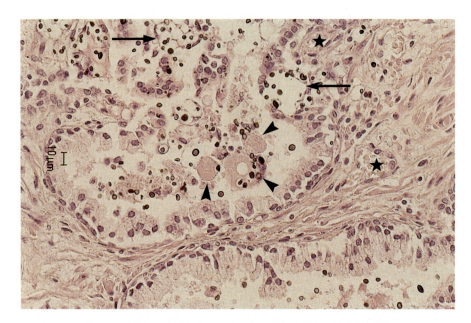

Abb. 5. Cryptococcose der Prostata bei einem verstorbenen AIDS-Patienten (Fall Nr. 3), mikroskopisch (vergl. Abb. 4). Im Lumen eines angeschnittenen Azinus unterschiedlich große rundliche Zellen von *C. neoformans* (grau-schwarz) frei im Sekret oder phagozytiert in ein- oder mehrkernigen Makrophagen (►). Ferner innerhalb des Azinusepithels kleine zystische Herde von *C. neoformans*-Zellen (→). Erythrozytenhaltige Kapillaren in fibromyomatösem Stroma nahe der Basis des Azinusepithels (★). (Grocott, starke Vergrößerung)

finden sich im Azinusepithel kleine oder etwas größere Zellgruppen von *C. neoformans* oder kleinzystische Herde (Abb. 4, 5). An der Basis der Azinusepithelien lassen sich morphologisch intakte Kapillaren darstellen ohne Gefäßverschluß (Abb. 5). Die Reaktion auf die unterschiedlich ausgeprägte Kolonisation von *C. neoformans* beschränkt sich auf eine meist mäßige Phagozytose.
3. In sämtlichen Fällen war der Erreger *C. neoformans* var. *neoformans*.

Diskussion

Der Prostata wurde vor der AIDS-Ära im Zusammenhang mit der Cryptococcose keine wesentliche Beachtung geschenkt [4, 8]. Das Hauptinteresse richtete sich auf das ZNS, da in den chronischen Krankheitsverläufen nicht selten das klinische Bild einer isolierten Hirncryptococcose vorlag. Die genaueren Kenntnisse des aerogenen Infektionswegs und des Verlaufs der Cryptococcose in einem Primär- (alleiniger Befall der Lunge) und Sekundärstadium (hämatogene Dissemination in die verschiedenen Organe) bei der irreversiblen und progredienten Immunschwäche AIDS wurden erst durch die spezifisch-kulturelle Nachweisbarkeit von *C. neoformans* in Kombination mit dem spezifischen Antigennachweis in Serum und Liquor

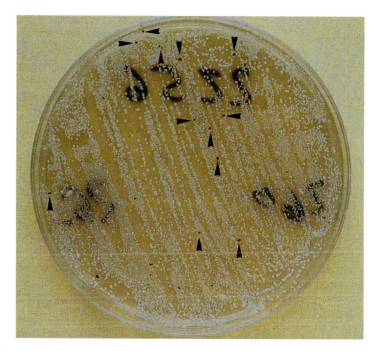

Abb. 6. Kulturell-spezifischer Nachweis von *C. neoformans* in klinischem Untersuchungsmaterial (hier: Trachealsekret) mittels Braunfarbeffekt (BFE) der *C. neoformans*-Kolonien auf Staib-Agar [10]. Im Bild: vereinzelte Kolonien von *C. neoformans* mit BFE (►) zwischen Massen von unpigmentierten Kolonien von Sproßpilzen, ähnlich der Gattung *Candida*. Der Pathologe kann durch den Einsatz dieses Nährbodens auf einen *C. neoformans*-Befall aufmerksam werden, der bei der Untersuchung kleiner Biopsie- und Autopsie-Gewebstücke entgehen könnte [3]

möglich [1, 3, 10]. Die Frühdiagnose eines isolierten symptomfreien, umschriebenen Lungeninfiltrates durch *C. neoformans* (Primärstadium) wird mit Hilfe des Einsatzes eines Differentialnährbodens (Staib-Agar) zur kuturellen Untersuchung von Materialien von Atemwegen und Lunge (einschl. Biopsie- und Sektionsmaterial) erleichtert, wobei Einzelkolonien von *C. neoformans* inmitten zahlloser Kolonien verschiedener Sproßpilzarten durch den spezifischen Braunfarbeffekt (BFE) erkennbar sind (Abb. 6). Das Bemühen um eine Frühdiagnose bei dieser Risikogruppe von Patienten, für die *C. neoformans* zum obligat pathogenen Krankheitserreger wird, und die konsequente Überwachung der Therapie haben erst auf die Sonderstellung der Prostata im Generalisationsstadium der Cryptococcose aufmerksam gemacht [6, 11].

Stadien der Cryptococcose und Prostatabefall

Auch unter Berücksichtigung der Einteilung der Cryptococcose in ein Primär- und Sekundärstadium muß beim Prostatabefall wie beim unterschiedlichen ZNS-Befall im Sekundärstadium mit einer entsprechenden biologischen Schwankungsbreite gerechnet werden (s. Tabelle 1). Nicht zu erwarten ist die Prostatabeteiligung im Primärstadium. Eher überraschend ist der deutliche, wenn auch fokale Prostatabefall im frühen Sekundärstadium (s. Tabelle 1, Fall Nr. 2). Dagegen kann auch im fortgeschrittenen Sekundärstadium die intraazinäre Cryptococcenansiedlung gelegentlich fehlen (s. Tabelle 1, Fall Nr. 1). Dieses Beispiel zeigt, daß es keine obligate Pilzansiedlung im Prostataazinus gibt. Wenn es allerdings zur intraazinären Pilzmanifestation in der Prostata gekommen ist, scheint *C. neoformans* hier besonders geschützt gegen antimikrobielle Einflüsse zu sein [6, 11, 14]. Bei einem ausgeprägten Prostatabefall finden sich Zellen von *C. neoformans* massenhaft im Sekret des Azinuslumen (Abb. 4, 5), gelegentlich in eingedickten Sekretschollen. Einige Cryptococcen sind phagozytiert in ein- oder mehrkernigen Makrophagen (Abb. 5), entsprechend den Ausstrichpräparaten des Sperma (Abb. 3). Kleine Zellgruppen von *C. neoformans* finden sich im Zytoplasma von Azinuszellen, z. T. liegen etwas größere zystische Pilzherde, offenbar mit reichlich Kapselmaterial, im Azinusepithel in direkter Nachbarschaft zu intakten Kapillaren. Inwieweit die Phagozytose funktionsgestörter Makrophagen der immundefizienten Patienten oder die intrazytoplasmatische Lage der Cryptococcen im Azinusepithel oder aber das Milieu eines besonders energiereichen Sekrets mit hohem Gehalt an niedermole-

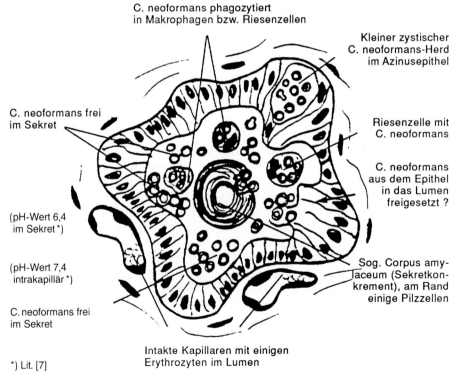

Schema 1. Prostatabefall bei der Cryptococcose des AIDS-Patienten. *C. neoformans* in unterschiedlichen Strukturen bzw. Zellen des Prostata-Azinus

kularen Stickstoffsubstanzen, die ein optimales Substrat für *C. neoformans* darstellen [13], für den protektiven Effekt für *C. neoformans* entscheidend ist (s. Schema) oder auch der vom Blutplasma abweichende pH-Wert im Sekret, läßt sich rein morphologisch nicht klären. In der Pharmakokinetik ergeben sich offenbar in der Prostata besondere Bedingungen [7], die Gegenstand weiterer Forschung sein sollen.

Die Prostata als C. neoformans-Nische

Die Bedeutung der Prostata als Nische vermehrungsfähig bleibender *C. neoformans*-zellen unter antimykotischer Therapie wird besonders deutlich durch die Feststellung, daß in zwei Cryptococcose-Fällen von AIDS-Patienten nach antimykotischer Therapie im Serum kein *C. neoformans*-Antigen mehr feststellbar war bei weiter bestehendem kulturellen Cryptococcennachweis in der Prostata bzw. im Prostatasekret (Staib und Seibold, persönliche Mitteilung). Diese Feststellung ließe den Schluß zu, im Azinus bzw. im Prostatasekret allein die spezifische Nische für *C. neoformans* vermuten zu müssen [13], (s. Schema und Abb. 4, 5). Der selektive symptomfreie Befall der Prostata durch *C. neoformans* fordert geradezu den Vergleich mit der sog. granulomatösen Prostatitis heraus, die mit einer Destruktion der Drüsenstrukturen und einer ausgeprägten chronischen, granulomatös-entzündlichen Gewebsreaktion von z. T. tuberkuloidem Charakter einhergeht und erhebliche klinische Symptome hervorruft. Während die sog. granulomatöse Prostatitis aber lokal begrenzt bleibt, weist die Cryptococcose der Prostata auf eine Generalisation hin mit unterschiedlich ausgeprägter ZNS-Beteiligung. Auch bei massiver Prostata-Besiedlung durch *C. neoformans* ergibt sich histologisch keine stärkere entzündliche Reaktion und klinisch keine auffällige Symptomatik. Dieses Phänomen ist zweifellos den reaktionshemmenden Eigenschaften des einzigartigen Kapselmaterials von *C. neoformans* zuzuschreiben [9]. Ferner ist derzeit nicht zu beurteilen, welche Individualfaktoren bei den Patienten für den Prostatabefall entscheidend sind, ob die Immundefizienz selbst in Abhängigkeit vom Stadium der Erkrankung, ob hormonelle Einflüsse, beispielsweise im Zusammenhang mit einer häufig im AIDS-Endstadium erkennbaren Hodenatrophie, oder ob ungenügende Gewebs- und Sekretspiegel der Antimykotika vordringlich sind. Aufgrund lediglich von Einzelbefunden, die zu verschiedenen Zeitpunkten des Infektionsverlaufs während des Sekundärstadiums und dazu noch bei verschiedenen Therapieschemata erhoben wurden [11, 15] und bei der relativ geringen Häufigkeit von Cryptococcose-Fällen im Obduktionsgut (Tabelle 1), kann aus pathologisch-anatomischer Sicht derzeit keine abschließende Stellungnahme zu den verschiedenen Kriterien der Prostata als Rezidivnische gegeben werden.

Empfehlungen zur Diagnostik des *C. neoformans*-Befalls der Prostata aus pathologisch-anatomischer Sicht

1. Jede bioptische Untersuchung der Prostata zur Cryptococcose-Diagnostik sollte neben der histologischen eine spezifisch-kulturelle Untersuchung auf *C. neoformans* mit einschließen. Eine gleichzeitige Untersuchung von Serum auf *C. neoformans*-Antigen ist für die Beurteilung des Infektionsstadiums erforderlich. Zusätzliche Berücksichtigung fordert die laufende oder durchgeführte antimykotische Therapie.
2. Zum Ausschluß der Möglichkeit einer Besiedlung der Prostata durch *C. neoformans* bei gleichzeitigem Fehlen von *C. neoformans*-Antigen im Serum ist eine Prostatabiopsie oder Prostatasekretgewinnung für eine kombinierte histologische und spezifisch-kulturelle Untersuchung unerläßlich.

Zusammenfassung

Die selektive Bedeutung der Prostata bei der Cryptococcose als Nische für eine klinisch symptomlose Ansiedlung von *Cryptococcus neoformans* var. *neoformans* wurde erst durch den zahlenmäßig großen Einsatz der aktuellen antimykotischen Therapie und der spezifisch-kulturellen Erregerdiagnostik ersichtlich, wobei sich zeigt, daß der Befall der Prostata mit den vermehrungsfähigen Zellen von *C. neoformans* und ihrem entzündungshemmenden Kapselmaterial persistiert. Die geringe Überlebenszeit der AIDS-Patienten läßt eine Äußerung über die Frequenz nicht zu. Welche pathohistologischen und mikrobiologischen Kriterien für die Persistenz des Erregers und die Unwirksamkeit der antimykotischen Therapie verantwortlich zu machen sind, läßt sich aus den morphologischen Befunden noch nicht definitiv beurteilen.

Auch pharmakokinetische Erklärungen liegen, soweit bekannt, bisher nicht vor.

Literatur

1. Denning DW, Stevens DA, Hamilton JR (1990) Comparison of *Guizotia abyssinica* seed extract (birdseed) agar with conventional media for selective identification of *Cryptococcus neoformans* in patients with acquired immunodeficiency syndrome. J Clin Microbiol 28:2565–2567
2. Grosse G (1990) Vascularization in *Cryptococcus neoformans* colonization. Zbl Bakt Hyg Abstracts 313:302
3. Grosse G, Niedobitek F, L'age M, Staib F (1981) Chronische Lungenkryptokokkose. DMW 106:1035–1037
4. Hinchey WW, Someren A (1981) Cryptococcal prostatitis. Am J Clin Pathol 75:257–260
5. L'age M, Heise W, Arasteh K, Skörde J, Grosse G, Seibold M, Staib F (1990) Clinical course and relapse of cryptococcosis. Zbl Bakt Hyg Abstracts 313:307
6. Larsen RA, Bozzette S, McCutchan JA, Chiu J, Leal MA, Richman DD and the California Collaborative Treatment Group (1989) Persistent *Cryptococcus neoformans* infection of the prostate after successful treatment of meningitis. Ann Intern Med 111:125–128
7. Meares (Jr) EM (1982) Prostatitis: Review of pharmacokinetics and therapy. Rev Infect Dis 4/2:475–483

8. Salyer WR, Salyer DC (1973) Involvement of the kidney and prostate in cryptococcosis. J Urol 109:695–698
9. Schnoy N (1990) Ultrastructural observations on alveolar lung tissue infected by *Cryptococcus neoformans*. Zbl Bakt Hyg Abstracts 313:302
10. Staib F (1987) Kryptokokkose bei AIDS aus mykologisch-diagnostischer und -epidemiologischer Sicht. AIFO 2:363–382
11. Staib F, Seibold M (1988) Mycological-diagnostic assessment of the efficacy of amphotericin B + flucytosine to control *Cryptococcus neoformans* in AIDS patients. mycoses 31:175–186
12. Staib F, Seibold M, L'age M, Heise W, Skörde J, Grosse G, Nürnberger F, Bauer G (1989) *Cryptococcus neoformans* in the seminal fluid of an AIDS patient. mycoses 32:171–180
13. Staib F, Seibold M (1990) *Cryptococcus neoformans* und seine Beziehungen zum Urogenitaltrakt, insbesondere zur Prostata. Bundesgesundhbl 33:401 und 404–407
14. Staib F, Seibold M, L'age M (1990) Persistence of *Cryptococcus neoformans* in seminal fluid and urine under itraconazole treatment. The urogenital tract (prostate) as a niche for *Cryptococcus neoformans*. mycoses 33:369–373
15. Staib F, Seibold M, L'age M, Grosse G, Nürnberger F, Hellriegel KP, Schnoy N (1990) Cryptococcosis in AIDS: the urogenital tract. Bundesgesundhbl 33:402–403

Morphologische Befunde zum Pathomechanismus der Infektion mit Cryptococcus neoformans in der Lunge

N. Schnoy

Einleitung

Zeitlich begrenzte (z. B. bei immunsuppressiver Therapie) oder permanente (z. B. bei AIDS) Immundefekte sind disponierend für aerogene invasive Pilzinfektionen, z. B. die Cryptococcose oder die Aspergillose (Staib 1989). Grad und Dauer der Abwehrschwäche bestimmen die Pathogenese und den Verlauf der Infektion. Die Cryptococcose ist nicht zuletzt auch wegen der besonderen Morphogenese und Epidemiologie ihres Erregers von besonderem Interesse (Emmons et al. 1977).

Die Blastosporen von *Cryptococcus neoformans* var. *neoformans* mit Durchmessern zwischen 4 und 20 µm (gelegentlich bis zu 50 µm) gelten für die Alveolargängigkeit als zu groß. Dagegen weisen die 2–3 µm großen, unbekapselten Basidiosporen von *Filobasidiella neoformans* (Kwon-Chung 1975) – der perfekten Form von *C. neoformans,* die nicht in Mensch und Tier gebildet wird – eine optimale Partikelgröße für den direkten Transport mit dem Atemluftstrom in die peripheren Alveolarräume auf. Da die Basidiospore immer in ein Blastosporenwachstum (imperfektes Stadium) übergeht, ist die Beweisführung der Inhalation von Basidiosporen praktisch nicht möglich. Die wasserlöslichen Bestandteile des Vogelharns, des Biotops von *C. neoformans,* erwiesen sich als förderlich für die Bildung von *Filobasidiella neoformans* (Staib 1989). Letztlich wurde der aerogene Charakter der Infektion erst durch die differenzierte Isolierung des Erregers aus der Luft der Umgebung von *C. neoformans*-Biotopen, aber auch aus Materialien der Atemwege so exponierter Personen ante und post mortem verständlich (Staib 1989; Grosse et al. 1981; Denning et al. 1990).

Beim Primärstadium der Cryptococcose handelt es sich um den alleinigen Befall der Lungenalveole (Dauer ca. 4–5 Wochen) bei noch fehlendem oder beginnendem Antigennachweis im Serum (Staib und Seibold 1988; Staib 1989). Das sich anschließende Sekundärstadium besteht in einer hämatogenen Dissemination mit Ausbildung extrapulmonaler Absiedlungen, wobei der klinische Lungenbefund anfangs oft unauffällig ist. *C. neoformans* bildet in den verschiedenen Organen die auffällig bekapselten und unterschiedlich großen Blastosporen aus, die auch im Sputum nachgewiesen werden.

Die Lunge ist somit zweifach im Verlauf dieser opportunistischen Infektionskrankheit involviert: erstens als aerogene Eintrittspforte für Basidiosporen (?) oder kleinere Blastosporen (?) (Staib 1989) und zweitens passager als Ort der Ausscheidung von hämatogenen Blastosporen im Sekundärstadium bzw. bei einer Reaktivierung der Krankheit mit erneuter Generalisation.

Elektronenmikroskopische Beschreibungen der Strukturen von *C. neoformans* sind bereits des öfteren publiziert worden (Tsukahara 1963; Edwards et al. 1967; Cutler et al. 1971; Takeo et al. 1973), dagegen finden sich keine Berichte über die Interaktion zwischen Wirtsgewebe und *C. neoformans* auf ultrastruktureller Ebene. Lediglich Papadimitriou et al. (1977) untersuchten elektronenoptisch die Wechselbeziehungen zwischen dieser Pilzzelle und Makrophagen. Mitteilungen über die Anwendung der Immunogold-Technik finden sich in jüngster Zeit (Melcher et al. 1988; Todaro-Luck et al. 1989; Van de Moer et al. 1991), an isoliertem *C. neoformans,* jedoch bisher nicht an infiziertem Gewebe.

Im folgenden wird über eine systematische elektronen- und immunelektronenmikroskopische Studie zum Vorgang der Extravasation von *C. neoformans* im alveolären Lungengewebe unter Anwendung der Immunogold-Markierung von *C. neoformans*-Antigen berichtet.

Material und Methoden

Weißen Mäusen (NMRI) wurde intraperitoneal einmalig eine Injektion von 1 ml Suspension mit ca. 2×10^6 *C. neoformans* Blastosporen (*C. neoformans* var. *neoformans* MV 80/6 und A 490 – beide Serotyp A) verabreicht. Nach Tötung der Tiere durch Genickbruch zwischen dem 4. und 29. Tag nach Inokulation der Pilzzellen wurde das Lungengewebe untersucht.

Die Gewebefixierung erfolgte für die Routineelektronenmikroskopie mit 5% Glutaraldehyd in 0,06 M Phosphatpuffer intratracheal, gefolgt von einer Nachfixierung mit 2% OsO_4 und konventionellen Einbettung in Araldit. Zusätzlich wurde für die Immuneletronenmikroskopie Gewebe in einer Mischung aus 3% Paraformaldehyd und 0,05% Glutaraldehyd in 0,01 M PBS für eine Stunde fixiert, und für 2 Stunden in OsO_4 nachfixiert. Nach Entwässerung erfolgte die Einbettung sowohl in LR-White^r als auch in ein Ultra-low-viscosity-medium „Araldite-Kit" (Agar). Vor der immunhistologischen Reaktion wurde eine 20-minütige Oxidation der Ultradünnschnitte auf befilmten Nickel-Grids mit 3% H_2O_2 durchgeführt. Nach Blockierung unspezifischer Bindungsorte mit 0,01 M PBS in 1% BSA folgte die Inkubation mit polyklonalem Primärantikörper (Kaninchen Anti-*C. neoformans*-Globulin A342, Serotyp A; nach Palmer et al. 1977) in PBS-BSA über 16 Stunden bei 4°C. Aufbringen des mit 10 nm Gold konjugierten GAR-IgG (Janssen) 1:50 in Tris-Puffer-BSA, pH 8,2. Nachkontrastierung mit Uranylacetat und Bleicitrat.

Ergebnisse

Im kontrollierten Zeitraum ist lichtmikroskopisch am Ende der ersten Woche nach Einbringen der *C. neoformans*-Blastosporen in die freie Bauchhöhle ein Anfluten intrakapillär gelegener Cryptococcen im alveolären Lungengewebe zu beobachten. Dieses zeigt in den folgenden zwei Wochen eine quantitative Zunahme (Abb. 1 und 2). Außerdem treten nach der ersten Woche vermehrt intraalveolär freiliegende und

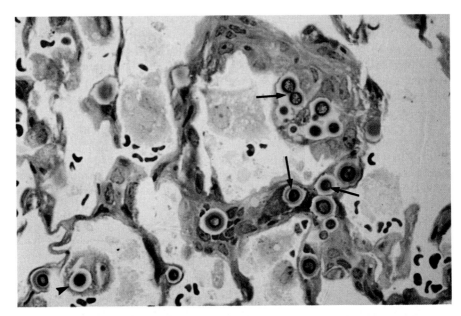

Abb. 1. Peripheres Lungengewebe der Maus 14 Tage nach i. p.-Infektion mit *C. neoformans:* Intrakapilläre Cryptococcen (Pfeile). Mäßig vermehrt Alveolarmakrophagen, vereinzelt mit phagozytierten Cryptococcen (Pfeilspitze). Entzündliche Infiltrate fehlen. Semidünnschnitt, Toluidin-Blau

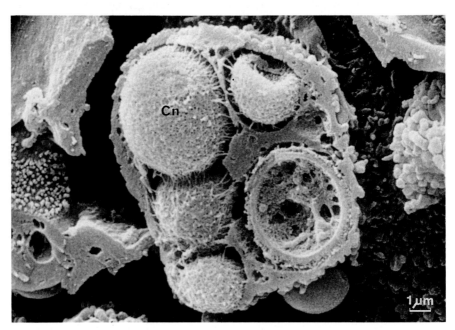

Abb. 2. Gefrierbruch einer alveolarseptalen Kapillare. Enger Kontakt zwischen Endothel und radiär-filamentärer Kapsel intrakapillärer Cryptococcen (*Cn*)

phagozytierte Pilzzellen in Erscheinung. Am Ende der vierten Woche bilden sich vereinzelt subpleural größere interstitielle Konglomerate von Cryptococcen ohne wesentliche zelluläre Reaktion des Wirtsorganismus aus.

Die im folgenden beschriebenen ultrastrukturellen Veränderungen bei der Extravasation sind zu allen untersuchten Zeitpunkten im kontrollierten Zeitraum qualitativ gleichartig und werden in einer Gewebeprobe simultan an benachbarten Orten in unterschiedlichen Stadien angetroffen.

Elektronenmikroskopisch sind intrakapillär Sproßbildungen der Pilzzellen in verschiedenen Stadien sowie regressive Veränderungen, wie intrazytoplasmatische Neutralfetteinschlüsse, neben regelrecht strukturierten Pilzzellen zu beobachten. Erste Interaktionen zwischen der Pilzzelle und dem Wirtsgewebe sind an den Kontaktstellen zwischen *Cryptococcus*-Kapsel und Endothelzelle zu finden. An diesen Kontaktzonen zeigt die feinfibrilläre Struktur der Kapsel oft eine elektronendichte Verdickung (Abb. 3a). Am Plasmalemm der Endothelzelle zum Gefäßlumen bilden sich Einstülpungen der Oberfläche. Diese taschenartigen Bildungen nehmen kleine Anteile der Pilzkapsel auf, wobei auch kleine vesikuläre Abschnürungen innerhalb des benachbarten Zytoplasmas entstehen. Letztlich resultiert der Eindruck eines vesikulär-hydropischen Endothelschadens. Darüberhinaus sind vielfach an den Kontaktstellen der Pilzzelle mit der Kapillarwand Aufbrüche der interendothelialen Zellverbindungen (tight junctions) mit Lückenbildungen der endothelialen Gefäßauskleidung und Freilegung der Basalmembran anzutreffen (Abb. 3b und c).

In der unmittelbaren Umgebung dieser Phänomene zeigt das Interstitium eine wolkig-wabige Auflockerung und die angrenzenden Zellen der epithelialen Auskleidung der Alveolen entwickeln eine zunehmend grobblasige Entmischung des Zellplasmas (Abb. 3c). Aus einer Vielzahl von Einzelbeobachtungen ist schließlich der Prozeß der kompletten Penetration der Pilzzelle durch die gesamte Alveolarwand unter kurzstreckiger Unterbrechung der Kontinuität von Endothel, Basalmembran und schließlich des Epithelverbandes zu verfolgen (Abb. 3a–d).

Intraalveolär sind vermehrt Makrophagen anzutreffen, die einzelne oder mehrere Cryptococcen aufgenommen haben, und deren Zytoplasma multiple – meist um die Cryptococcen gruppierte – Phagolysosomen enthalten (Abb. 4). Darüberhinaus finden einzelne Pilzzellen auch den Weg in das interstitielle Gewebe und werden hier insbesondere interacinär oder subpleural eingelagert.

Die geschilderten zellulären und geweblichen Veränderungen sind auf die unmittelbaren Kontaktstellen zwischen Wirtsgewebe und Sproßzelle begrenzt. Abgesehen von einer lokalen Desquamation einzelner Epithelzellen an der Durchtrittsstelle können größere Gewebenekrosen nicht beobachtet werden. Die Integrität der anatomischen alveolären Struktur bleibt erhalten. Eine wesentliche zelluläre entzündliche Reaktion und Gefäßthrombosen werden nicht beobachtet.

Durch Immunogold-Markierung der Pilzantigene werden die beschriebenen Orte einer elektronenoptisch weitgehend leeren (kontrastlosen) Blasenbildung in Endothel und Epithel sowie die Auflockerung des Interstitiums markiert (Abb. 5 und 6, im Vergleich zu Abb. 3).

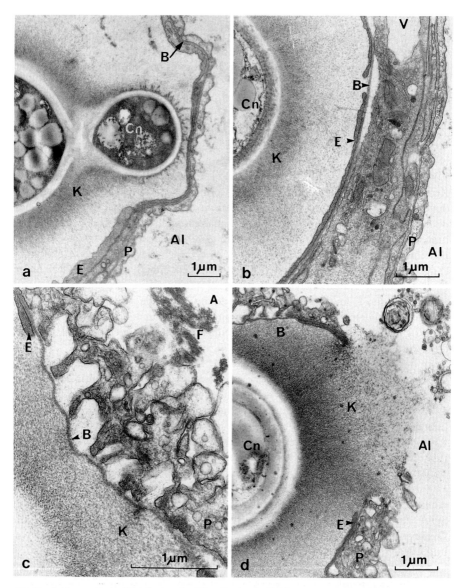

Abb. 3a–d. Dynamik des Durchtritts der Pilzzelle durch die Komponenten der Alveolarwand: A) Verdickung der fibrillären Kapselmatrix von *C. neoformans* im unmittelbaren Kontaktbereich zwischen Pilzzelle und Kapillarendothel. Epithelödem. B) Sprengung der tight-junction zwischen Endothelzellen mit konsekutiver Freilegung der Basalmembran (Pfeilspitze). Interstitielles „Ödem" und intrazytoplasmatische Vakuolen. C) Vollständige Freilegung der Basalmembran (Pfeilspitze) im Kontaktbereich von *Cryptococcus*-Kapsel und Gefäßwand. Starker Hydrops und massive Vakuolisierung des Zytoplasmas sowie beginnende Ablösung der benachbarten Epithelzelle von der Basalmembran. Subepitheliale Blasenbildungen. Spärlich Fibrin im Alveolarlumen. D) Umschriebene komplette Destruktion aller Wandkomponenten des Alveolarseptums mit Protrusion der Pilzzelle in die Alveolarlichtung. (*P* = Pneumocyt, *E* = Endothel, *Cn* = *C. neoformans*, *Al* = Alveolarlumen, *B* = Basalmembran, *K* = Pilzkapsel, *V* = Vakuole, *F* = Fibrin)

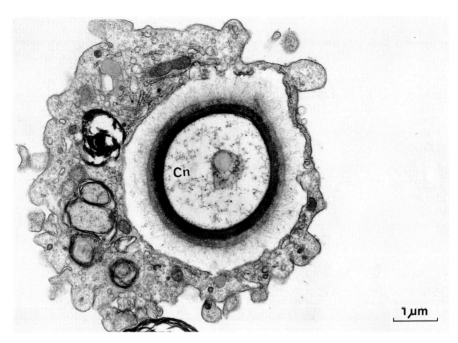

Abb. 4. Phagozytose eines in die Alveole ausgetretenen *C. neoformans* (*Cn*) durch einen typischen Alveolarmakrophagen mit multiplen assoziierten Phagolysosomen

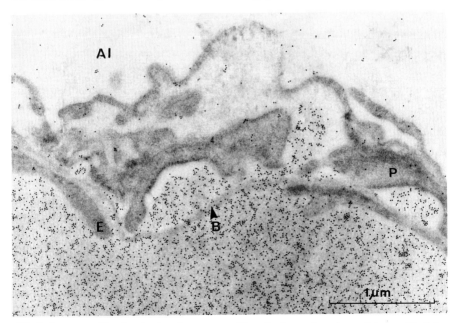

Abb. 5. Immunogoldnachweis des *Cryptococcus*-Kapselantigens in sub- und intraepithelialen Blasen als Beleg für das Eindringen von Kapselmaterial in die Alveolarwand (vergleiche mit Abb. 3c). (E = Endothel, B = Basalmembran, P = Pneumocyt, AL = Alveolarlumen)

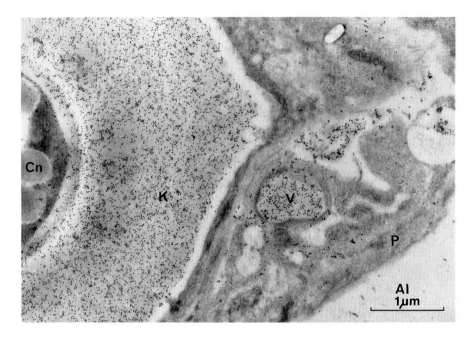

Abb. 6. Nachweis vesikulären Transportes von Pilzkapselkomponenten durch die Alveolarwand. Immunogold-Markierung in großen Vakuolen (*V*) einer Alveolarepithelzelle (*P*). (*Cn* = *C. neoformans*, *K* = Pilzkapsel, *Al* = Alveolarlumen)

Diskussion

Schon die zahlreichen, zu unterschiedlichen Zeitpunkten nach peritonealer Inokulation der Pilzzellen auftretenden reproduzierbaren Phänomene lassen als Summe von „Momentaufnahmen" Rückschlüsse auf die Dynamik der Extravasation zu (Schnoy et al. 1990). Dabei stellt sich der Prozeß als eine umschriebene schrittweise Kontinuitätsunterbrechung der Komponenten der Alveolarwand (Endothel, Basalmembran, Epithel) dar. Der Durchtritt der Pilzspore durch diese Strukturen wird von einer Zellschwellung und Vakuolisierung sowie einer Auflockerung des Interstitiums begleitet. Diese Phänomene wurden auf der Basis der konventionellen Transmissionselektronenmikroskopie als unspezifische Gewebereaktion interpretiert, wie sie als weitgehend monomorphe Antwort des alveolären Lungengewebes auf unterschiedliche pathologische Vorgänge bekannt ist (Schock, Hypoxie, Oxidantien, Toxine).

Erst die Analyse des dynamischen Ablaufes der Extravasation der Sproßzellen nach Markierung mit dem *C. neoformans*-Antikörper und Darstellung der Bindungsorte durch Goldmarkierung eröffnet weitergehende Einblicke. Damit wird der Eindruck eines unspezifischen Zell- und Gewebeschadens im Sinne eines zellulären und interstitiellen Ödems – auf der Basis der routinemäßigen Transmissionselektronenmikroskopie – korrigiert und aufgezeigt, daß neben einer Penetration der gesamten Pilzzelle auch kleinere Einheiten der Pilzkapsel isoliert durch die Elemente der Alveolarwand transportiert werden.

Auf Grund des fortgesetzten hämatogenen Nachschubs von Cryptococcen in der gewählten Versuchssituation sind die geschilderten Phänomene vielfach phasenversetzt in enger Nachbarschaft im gleichen Gewebeschnitt zu sehen. Eine Einschätzung der Dauer des Ausschleusungsprozesses ist damit nicht möglich. Vor allem aber kann nicht beurteilt werden, ob es sich bei der Ausschleusung kompletter Pilzzellen einerseits und der Durchsetzung der zellulären und azellulären Komponenten der Alveolarwand mit Pilzkapselmaterial andererseits um zwei simultan oder nacheinander ablaufende Vorgänge handelt. Möglicherweise stellt das Eindringen kleinerer Anteile der Pilzkapsel in das Wirtsgewebe einen wegbereitenden Vorgang und damit das eigentliche pathogene Prinzip von *C. neoformans* dar. Der Mechanismus könnte z. B. in einer Aktivierung und Kontraktion von Actomyosinfilamenten in den betroffenen Zellen durch Bestandteile der Pilzkapsel bestehen. Hierdurch wäre ein Beitrag zur Freilegung einer Passage für die Pilzzelle denkbar (Constantinides et al. 1989).

Die in vivo noch ungeklärten proteolytischen Aktivitäten von *C. neoformans* (Staib 1965, Müller und Sethi 1972, Brueske 1986) im Gegensatz z. B. zu denen von *Aspergillus fumigatus* (Reichard et al. 1990) machen die Suche nach Belegen für diese Hypothese sinnvoll. Weiterhin unklar ist, ob und in welcher Art besondere lokale Bedingungen des Lungengewebes bei den beschriebenen Vorgängen eine Rolle spielen.

Besonders auffällig ist die ausgesprochen geringe Reaktion des Wirtsorganismus auf die invasive Sproßpilzzelle. Im Gegensatz zum Lungenbefall durch *Aspergillus*-Arten (Reichard et al. 1990) finden sich intravasal keine Plättchenaggregate oder Fibrinthromben (*C. neoformans* soll eine fibrinolytische Aktivität aufweisen – Müller und Sethi 1972). Ebenso treten Nekrosen größeren Ausmaßes nicht auf. Nach dem Durchtritt der Pilzzelle durch das Gewebe kommt es offenbar ohne nennenswerte Hämorrhagie zu einer schadlosen Rekonstruktion der Alveolarwand.

Die dargestellten Vorgänge im Lungengewebe ebenso wie das Phänomen, daß die Sproßzellen die Blut-Hirn-Schranke zwar überwinden, in großen tumorartigen Cryptoccocomen das Kapillarnetz jedoch nicht zerstören, weist auf das Bestehen von Besonderheiten in der Beziehung dieses Erregers zu den Wirtskapillaren hin.

Zusammenfassung

Zum besseren Verständnis der Dynamik bei der Extravasation von *C. neoformans* var. *neoformans,* dem Erreger der Cryptococcose beim Menschen, wurde die Interaktion zwischen *C. neoformans*-Blastosporen und dem Lungengewebe transmissions- und immunelektronenoptisch untersucht. Nach experimenteller Infektion zeigt der Erreger Besonderheiten seines Verhaltens zum kapillären Wirtsgewebe. Eine Durchsetzung der zellulären und azellulären Komponenten des Alveolargewebes mit kleinen Anteilen aus der Pilzkapsel wird belegt und ihre mögliche Bedeutung als wegbereitender Mechanismus zur Diskussion gestellt. Daneben wird der Ablauf einer weitgehend areaktiven Durchwanderung der Kapillar- und Alveolarwand durch komplette bekapselte Pilzsporen bis zur Phagozytose durch Makrophagen dokumentiert. Im Vergleich mit anderen aerogenen Pilzinfektionen, wie der Aspergillose, fehlt bei *C. neoformans* die Bildung von Thrombosen und größeren Nekrosen. Das entzündungshemmende Prinzip (möglicherweise in der Besonderheit einer Kapselbildung der Pilzzelle im Wirtsorganismus begründet) und die basalen Mechanismen der Penetration bedürfen weiterer Untersuchung.

Literatur

Brueske CH (1986) Proteolytic acitvity of a clinical isolate of *Cryptococcus neoformans*. J Clin Microbiol 23-631-633

Cutler JE, Erke KH (1971) Ultrastructural characteristics of *Coccidioides immitis*, a morphological variant of *Cryptococcus neoformans* and *Podosypha raveneliii*. J Bact 105:438-444

Constantinides P, Hewitt D, Harkey M (1989) Vessel invasion by tumour cells – an ultrastructural study. Virchows Archiv A Pathol Anat 415:335-346

Denning DW, Stevens DA, Hamilton JR (1990) Comparison of *Guizotia abyssinica* seed extract (birdseed) agar with conventional media for selective identification of *Cryptococcus neoformans* in patients with acquired immunodeficiency syndrome. J Clin Microbiol 28:2565-2567

Edwards MR, Gordon MA, Lapa EW, Ghiorse WC (1967) Micromorphology of *Cryptococcus neoformans*. J Bact 94:766-777

Emmons CW, Binford CH, Utz JP, Kwon-Chung KJ (1977) Medical Mycology. Lea & Febiger, Philadelphia

Grosse G, Niedobitek F, L'age M, Staib F (1981) Chronische Lungenkryptokokkose. DMW 106:1035-1037

Kwon-Chung KJ (1975) Description of a new genus *Filobasidiella*, the perfect state of *Cryptococcus neoformans*. Mycologia 67:1197-1200

Melcher GP, Rinaldi MG, Frey CL, Drutz DJ (1988) Demonstration, by immunoelectronmicroscopy, of a cell wall antigen in *Trichosporon beigelii* that cross-reacts with *Cryptococcus neoformans* capsular polysaccharide. J Infect Dis 158:901-902

Müller HE, Sethi KK (1972) Proteolytic activity of *Cryptococcus neoformans* against human plasma proteins. Med Microbiol Immunol 158:129-134

Papadimitriou JM, Robertson TA, Kletter Y, Aronson M, Walters NI (1978) An ultrastructural examination of the interaction between macrophages and *Cryptococcus neoformans*. J Path 124:103-109

Palmer DF, Kaufman L, Kaplan W, Cavallaro JJ (1977) Serodiagnosis of mycotic diseases. Thomas, Springfield, pp 103-106

Reichard U, Büttner S, Eiffert H, Staib F, Rüchel R (1990) Purification and characterisation of an extracellular serine proteinase from *Aspergillus fumigatus* and its detection in tissue. J Med Microbiol 33:243-25

Staib F (1965) Serumproteins as nitrogen source for yeastlike fungi. Sabouraudia 4:187-193

Staib F, Seibold M (1988) Mycological-diagnostic assessment of the efficacy of amphotericin B + flucytosine to control *Cryptococcus neoformans* in AIDS patients. Mycoses 31:175-186

Staib F (1989) Infektionen durch Sproß- und Fadenpilze – Aktuelle Themen. In: Jorde W, Schata M (Hrsg.) 11. Mönchengladbacher Allergie-Seminare. Dusti-Verlag Dr. Karl Feistle, München-Deisenhofen (Bd 2, S. 26-45)

Schnoy N, Sieg B, Lajous-Petter A, Staib F (1990) Elektronenmikroskopische Beobachtungen zum Pathomechanismus der sekundären Kryptokokkose in der Lunge. Atemwegs Lungenkrht 16:374

Takeo K, Uesaka I, Uehira K, Nishiura M (1973) Fine structure of *Cryptococcus neoformans* grown in vitro as observed by freeze-etching. J Bact 113:1442-1448

Todaro-Luck F, White EH, Reiss E, Cherniak R (1989) Immunoelektronmicroscopic characterisation of monoclonal antibodies (MAbs) against *Cryptococcus neoformans*. Mol Cell Probes 3:345-361

Tsukahara T (1963) Cytological structure of *Cryptococcus neoformans*. Japan J Microb 7:53–60
Van de Moer A, Cherniak R, Salhi SL, Schnoy N, Jouvert S, Bastide M, Bastide JM (1991) Localization and immunoanalysis of galactoxylomannan from *Cryptococcus neoformans* by a monoclonal antibody. Infect Immun (in press)

Aspergillose bei abwehrgeschwächten Patienten nach Knochenmarktransplantation

R. Schwerdtfeger, W. Siegert und D. Huhn

Einleitung

Aspergillus-Spezies sind Saprophyten, die überall in der Natur vorkommen. Die Luft ist der Hauptübertragungsweg von *Aspergillus* innerhalb des Krankenhauses und der Respirationstrakt die häufigste Eintrittspforte. Andere Eintrittspforten wie Magen-Darm-Trakt und Haut spielen eine untergeordnete Rolle. Die anhaltende Granulocytopenie bei immunsupprimierten Patienten ist ein entscheidender Risikofaktor für das Auftreten einer invasiven pulmonalen Aspergillose [1]. Besonders gefährdet sind Patienten nach Knochenmarktransplantation (KMT). Nosokomiale *Aspergillus*-Infektionen treten bei ihnen bis zu zehnmal häufiger auf als bei anderen abwehrgeschwächten Patienten [2]. Prophylaktische Maßnahmen, wie die Behandlung in Einzelzimmern mit Zufuhr gefilterter Luft, können die Häufigkeit der *Aspergillus*-Infektion (AI) herabsetzen, die AI jedoch nicht verhindern [3]. Die Diagnose einer AI ist oft schwer zu stellen. Dies hat einen – meist zu – späten Therapiebeginn mit letalem Ausgang zur Folge [4]. Konsequente Prävention, frühestmögliche Diagnose und damit spezifische Therapie sind die einzigen Möglichkeiten, Inzidenz und Letalität der AI bei Patienten nach KMT zu senken [5]. Anhand unserer Fälle gesicherter AI nach KMT sollen die Problematik beleuchtet und Wege zu deren Lösung aufgezeigt werden.

Patienten und Methoden

Patienten: Während der Beobachtungszeit zwischen dem 1.1.86 und 31.12.90 wurden 147 Patienten transplantiert (71 autolog, 76 allogen). Ihr Alter lag zwischen 2 und 50 Jahren. Indikation zur KMT waren maligne Systemerkrankungen (101 Pat.), solide Tumore (38 Pat.) und schwere aplastische Anämie (8 Pat.).

Konditionierung: Die Konditionierung bestand in einer Hochdosis-Chemotherapie mit oder ohne Ganzkörperbestrahlung nach etablierten Schemata.

Antimikrobielle Therapie: Eine – empirische – antibiotische Behandlung erfolgte bei Fieber (Temperatur $> 38\,°C$) unklarer Genese oder bei nachgewiesenem Infekt. Sie wurde erst bei Erreichen von Fieberfreiheit und einer Granulocytenzahl von $> 500/\mu l$ beendet. Wenn das Fieber nach 8 Tagen antibiotischer Breitspektrumtherapie weiterbestand, wurde zusätzlich Amphotericin B (Ampho-B) in einer Dosis von 0,5 mg/kg Körpergewicht i. v. verabreicht.

Routinediagnostik: Einmal wöchentlich erfolgten mikrobiologische Untersuchungen von Rachenabstrich, Nasenabstrich, Urin und Stuhl sowie serologische Untersuchungen auf *Candida-* und *Aspergillus-*Antigen und Antikörper. Ebenso wurde einmal wöchentlich eine Röntgen-Thorax-Aufnahme angefertigt.

Spezielle Diagnostik: Blutkulturen wurden bei Fieberanstieg über 38,5 °C angelegt, Sputum bei produktivem Husten mikrobiologisch untersucht, zusätzliche Röntgenaufnahmen des Thorax bei Neuauftreten von Fieber oder Verdacht auf Pneumonie angefertigt und eine Bronchoskopie mit Bronchiallavage (BAL) bei persistierenden Lungeninfiltraten durchgeführt.

Besondere Maßnahmen: Alle Patienten wurden in Einzelzimmern in umgekehrter Isolation gehalten, ein Teil der Patienten in einem Zimmer mit HEPA-gefilterter (high-efficiency particulate air) Luft.

Ergebnisse

Aspergillus-Infektion: Von 147 transplantierten Patienten entwickelten 10 (6,8%) eine AI, 5 Patienten nach autologer und 5 nach allogener KMT. 5 Patienten verstarben an der AI 25, 41, 48, 138 und 140 Tage nach KMT. 2 Patienten verstarben an ihrer Grunderkrankung, 1 Patient an einer bakteriellen Sepsis, 2 Patienten leben 200 und 224 Tage nach KMT (Tabelle 1).

Tabelle 1. Klinische Charakteristik der Patienten mit *Aspergillus*-Infektion nach autologer und allogener Knochenmarktransplantation

Pat. # (UPN)	Alter (J)	KMT-Art	Infiltrat Tag n. KMT	Diagnose Tag n.	Diagnose durch	Status/ Todesursache
18	3	auto	34	41	Autopsie	diss. Asp.
43	47	allo	17	48	Autopsie	Asp. Pn.
61	47	allo	10	35	Kultur	AI-Rez.
72	21	auto	13	30	Rö.-Bef.	Tu. Progr.
74	22	allo	13	40	Kultur	Bak. Sep.
81	30	auto	16	29	Rö.-Bef.	Tu. Progr.
88	12	auto	8	25	Autopsie	Asp. Pn.
102	49	allo	130	140	Autopsie	diss. Asp.
125	21	auto	18	41	Kultur	lebt, +224
127	29	allo	11	17	Kultur	lebt, +200

Erläuterungen: UPN = Patienten-Nummer, Rö.-Bef. = typisches Aspergillom, Diss. Asp. = disseminierte Aspergillose, Asp. Pn. = *Aspergillus*-Pneumonie, AI-Rez. = Rezidiv der *Aspergillus*-Infektion, Tu. Progr. = Tumor-Progression, Bak. Sep. = bakterielle Sepsis, auto = autologe Knochenmarktransplantation, allo = allogene Knochenmarktransplantation

Diagnose: Die routinemäßig durchgeführten serologischen Untersuchungen auf Antikörper gegen *Aspergillus* und *Aspergillus*-Antigen waren ausnahmslos negativ. Obwohl bei allen Patienten wiederholt Kulturen von Blut, nasopharyngealen Abstrichen und Sputum angelegt wurden, gelang der kulturelle Pilznachweis nur bei 2 Patienten (Sputum und Abstrich). 4 Patienten wurden einer Bronchoskopie mit Bronchiallavage unterzogen. Nur bei 2 dieser Patienten konnte aus dem Untersuchungsmaterial *Aspergillus* angezüchtet werden. Bei 2 Patienten war die Diagnose allein röntgenologisch anhand charakteristischer Lungeninfiltrate mit Luftsichelbildung möglich. Die Autopsie führte bei 4 Patienten zur Diagnose einer AI. Zeitpunkt der Diagnose waren Tag 17 bis 140 nach KMT (Median 37) (Tabelle 1).

Röntgenbefund: 9 Patienten entwickelten im Lauf der Infektion eines oder mehrere pulmonale Infiltrate mit anfänglich uncharakteristischem Erscheinungsbild. 1 Patient zeigte das Bild einer interstitiellen Pneumonie.

Die ersten objektiv erkennbaren Zeichen der AI – Lungeninfiltrat und interstitielle Pneumonie – traten am Tag 8 bis 130 (Median 15) nach KMT auf.

Der Zeitraum zwischen dem ersten Röntgenbefund und der Diagnose betrug 6 bis 31 Tage (Median 17).

Hämatologischer Befund: Die Zahl der Granulocyten betrug zum Zeitpunkt des ersten Hinweises auf eine AI bei 6 Patienten weniger als 100/µl, bei 2 Patienten zwischen 100 und 500/µl und bei weiteren 2 Patienten mehr als 500/µl. Zum Zeitpunkt der Diagnose wiesen nur noch 2 Patienten weniger als 100, 1 Patient zwischen 100 und 500 und 7 Patienten mehr als 500 Granulocyten pro µl auf.

Klinik: 5 Patienten gaben einen rezidivierenden intrathorakalen Schmerz an, der 4 Tage vor bis 5 Tage nach dem ersten radiologisch pathologischen Lungenbefund einsetzte und den sie in die Region des Infiltrates lokalisierten. Bei 4 Patienten stellten sich zwischen 5 Tagen vor und 3 Tagen nach den röntgenologischen Pneumoniezeichen trockener Husten, bei 4 Patienten Brochiospastik und Dyspnoe ein (Tabelle 2).

Therapie: Alle Patienten entwickelten innerhalb der ersten 5 Tage nach KMT Fieber und erhielten deshalb eine breite antibiotische Kombinationstherapie. Mit einer

Tabelle 2. Klinische Symptome

Symptom	Zahl der Patienten*	Auftreten vor ($-$) bzw. nach ($+$) den ersten Zeichen einer Pneumonie (Tage)
Thorax-Schmerz	5	$-4, -4, -3, +1, +5$
Husten	4	$-5, -3, +2, +3$
Bronchospastik, Dyspnoe	4	$+3, +3, +4, +5$

*Anmerkung: 3 der 10 Patienten zeigten gleichzeitig zwei Symptome

Ampho-B-Behandlung wurde bei 8 Patienten 1 bis 14 Tage (Median 3) vor, bei einem Patienten am Tag des ersten Pneumonie-Hinweises begonnen. Ein Patient, dessen AI erst bei Autopsie diagnostiziert wurde, blieb ohne antimykotische Therapie.

Bei 2 Patienten mit typischem Aspergillom konnte im weiteren Verlauf eine Lungen-Lappenresektion durchgeführt werden. Einer der beiden Patienten verstarb 2 Monate später an einer disseminierten Aspergillose, der andere nach 12 Monaten an einer Salmonellensepsis (Tabelle 1).

Diskussion

Die hier beschriebenen Fälle sind charakteristisch für die AI nach KMT [6]: Die Infektion trat meist früh nach der KMT während der Phase der Agranulocytose oder hochgradigen Granulocytopenie auf. Wegen Fieber bakterieller oder unklarer Genese standen die Patienten in dieser Phase unter einer breiten antibiotischen Therapie.

Die Diagnose einer AI (kulturell, röntgenologisch, autoptisch) wurde mit einer deutlichen zeitlichen Verzögerung von 6 bis 31 Tagen nach Auftreten objektivierbarer Befunde wie pneumonischer Infiltrate gestellt. Weder die Routine- noch die gezielten serologischen, kulturellen und histologischen Untersuchungen boten Sicherheit in der Diagnostik [siehe auch Lit. 7, 8]. Die Diagnose ließ sich bei 4 unserer 10 Patienten mit AI erst autoptisch stellen. Entsprechende Beobachtungen wurden auch von Wingard [9] gemacht und kennzeichnen die Schwierigkeiten bei der Diagnose. Die Röntgenaufnahmen und das CT der Lungen zeigten zunächst die beschriebenen [10, 11], uncharakteristischen uni- oder bilateralen interstitiellen, alveolären oder gemischten Infiltrate. Klinische Symptome wie neu auftretender Bronchospasmus, unproduktiver Husten oder Thoraxschmerz, den 5 unserer Patienten teilweise (3/5) noch vor der Diagnose eines pneumonischen Infiltrates angaben, waren charakteristische Hinweise auf eine AI. Über Thoraxschmerz wurde von Denning et al. bei 5 von 13 AIDS-Patienten mit invasiver AI berichtet [12].

Die empirische Behandlung mit intravenösem Ampho-B vor Auftreten der Lungeninfiltrate verhinderte nicht die invasive AI sondern allenfalls die Dissemination, denn 8 unserer Patienten hatten 1 bis 14 Tage (Median 3) vor dem pathologischen Lungenbefund Ampho-B i. v. erhalten. Auf dieses Problem wird auch von Pannuti [3] hingewiesen.

Aus unseren und den Beobachtungen vieler Autoren über die AI nach KMT können folgende Schlüsse gezogen werden:

Die Diagnose einer AI wird mit erheblicher zeitlicher Verzögerung nach ihren ersten, unspezifischen Zeichen gestellt. Die nach Diagnose einsetzende antimykotische Therapie ist nur begrenzt wirksam und kann die hohe Letalität der AI nicht herabsetzen. Die antimykotische Therapie in der allgemein üblichen Dosis von 0,5 mg/kg verhindert eine AI nicht, wenn sie erst mehrere Tage nach KMT empirisch aufgrund persistierenden Fiebers trotz adäquater antibiotischer Behandlung gegeben wird.

Präventive Maßnahmen (zusätzlich zu der hier nicht weiter besprochenen Nahrungsmittelhygiene, Diät und oralen Gabe von Ampho-B-Lösung) sollten sich an Infektionsweg und -ablauf orientieren:

1. Herabsetzung der Konidienkonzentration in der Raumluft durch Isolation der Patienten in Einzelzimmern mit HEPA-Luftfilterung [2].
2. Verhinderung der Kolonisation in den oberen Luftwegen und Bronchien durch Inhalationen mit Ampho-B [13].
3. Frühzeitiger Einsatz einer empirischen antimykotischen Therapie vor oder unmittelbar nach Konditionierung, d. h. niedrig dosierte (0,15–0,2 mg/kg) Ampho-B-Infusion [14], um der Infektion und Invasion durch *Aspergillus* zu begegnen.

Die Effektivität derartiger Maßnahmen sollte in prospektiven Studien geprüft werden.

Literatur

1. Gerson SL, Talbot GH, Hurwitz S, Strom BL, Lusk EJ, Cassileth PA (1984) Prolonged Granulocytopenia: The Major risk Factor for Invasive Pulmonary Aspergillosis in Patients with Acute Leukemia. Ann Intern Med 100:345–351
2. Shehertz RJ, Belani A, Kramer BS, Elfenbein GJ, Weiner RS, Sullivan ML, Thomas RG, Samsa GP (1987) Impact of Air Filtration on Nosokomial Aspergillus Infections – Unique Risk of Bone Marrow Recepients. Am J Med 83:709–718
3. Pannuti CS, Gingrich RD, Pfaller MA, Wenzel RP (1991) Nosocomial Pneumonia in Adult Patients Undergoing Bone Marrow Transplantation: A 9-Year Study. J Clin Oncol 9:77–84
4. Meyers JD (1990) Fungal Infections in bone Marrow Transplant Patients. Sem Onc 17, 3; Suppl 6:10–13
5. Aisner J, Schimpff SC, Wiernik PH (1977) Treatment of Invasive Aspergillosis: Relation of Early Diagnosis and Treatment to Response. Ann Intern Med 86:539–543
6. Meyers JD, Thomas ED (1988) Infections Complicating Bone Marrow Transplantation. In: Rubin RH, Young, LS (ed) Clinical Approach to Infection in the Compromised Host, 2nd ed. Plenum Medical Book Company, New York London, pp 525–556
7. Crawford SW, Hackman RC, Clark JG (1988) Open Lung Biopsy Diagnosis of Diffuse Pulmonary Infiltrates After Marrow Transplantation. Chest 94/5:949–953
8. Ruutu P, Valtonen V, Elonen E, Volin L, Tukiainen P, Ruutu T (1987) Invasive Pulmonary Aspergillosis: A Diagnostic and Therapeutic Problem. Scand J Infect Dis 19:569–575
9. Wingard JR, Beals SU, Santos GW, Merz WG, Saral R (1987) Aspergillus Infections in Bone Marrow Transplant Recepients. Bone Marrow Transplant 2:175–181
10. Allan BT, Patton D, Ramsey NKC, Day DL (1988) Pulmonary Fungal Infections After Bone Marrow Transplantation. Pediatr Radiol 18:118–122
11. Kuhlman JE, Fishman EK, Burch PA, Karp JE, Zerhouni EA Siegelmann SS (1988) CT of Invasive Pulmonary Aspergillosis. AJR 150:1015–1020
12. Denning DW, Follansbee SE, Scolaro M, Norris S, Edelstein H, Stevens DA (1991) Pulmonary Aspergillosis in the Aquired Immunodeficiency Syndrome. N Engl J Med 324:654–662
13. Coneally E, Caffercey MT, Daly PA, Keane CT, McCann SR (1990) Nebulized Amphotericin B as Prophylaxis Against Invasive Aspergillosis in Granulocytopenic Patients. Bone Marrow Transplant 5:403–406
14. O'Donnel MR, Schmidt GM, Tegtmeier B, Faucett C, Nademanee A, Parker PM, Smith EP, Snyder DS, Stein AS, Blume KG, Forman SJ (1990) Prophylactic Low Dose Amphotericin B Decreases Systemic Fungal Infection in Allogeneic Bone Marrow Transplant Recipients. Blood 76/10 Suppl 1:558a

Frühzeitige antimykotische Therapie bei pulmonalen Infiltraten neutropenischer Patienten (PEG-Studie)

G. Maschmeyer

Einleitung

Patienten, bei denen sich in der Phase der Neutropenie nach aggressiver Chemotherapie einer akuten Leukämie oder anderen hochmalignen hämatologischen Neoplasie Lungeninfiltrate entwickeln, haben erfahrungsgemäß unter konventioneller antibiotischer Therapie, z. B. mit einem Breitspektrum-Beta-lactam-Antibiotikum und einem Aminoglykosid, geringe Aussichten auf einen Behandlungserfolg. Aus Studien, in denen Infektionen mit „resistenten Organismen", also z. B. Pilzen, nicht ausgeschlossen wurden, werden bei dieser Patientengruppe Erfolgsraten in der Größenordnung 30–40 % berichtet [2, 3, 5].

Die Gründe für diese hohen Versagerquoten sind evident:
- Die Ergebnisse mikrobiologischer Untersuchungen sind oft irreführend, d. h., es werden Keime aus dem Speichel oder auch aus Blutkulturen nachgewiesen und als Pneumonieerreger angesehen, die nicht ätiologisch für das Lungeninfiltrat sind;
- es ist bei neutropenischen Patienten mit einem ungewöhnlich hohen Anteil von Pilzinfektionen zu rechnen [1, 8];
- es existiert eine große Zahl nicht-mikrobieller Ursachen für Schädigungen des Lungenparenchyms, vor allem medikamentös-toxischer und physikalischer Art (Tabelle 1) [9].

In der multizentrischen Studie der Paul-Ehrlich-Gesellschaft zur interventionellen antimikrobiellen Therapie bei neutropenischen Patienten haben wir die Absicht

Tabelle 1. Mögliche chemische und physikalische Ursachen von Lungenparenchymschäden bei neutropenischen Patienten

Azathioprin	Melphalan
Bleomycinsulfat	Methotrexat
Busulfan	Mitomycin
Chlorambucil	Nitrosoharnstoffe (BCNU, CCNU)
Cyclophosphamid	Procarbazin
Cytosin – Arabinosid	Bestrahlung
Hydroxyharnstoff	

in Anlehnung an: [9]

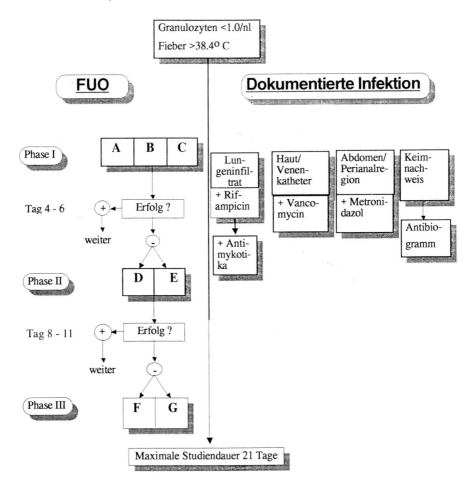

Abb. 1. Studiendesign. A: Acylaminopenicillin + Aminoglycosid; B: Cephalosporin III + Aminoglycosid; C: Acylaminopenicillin + Cephalosporin III; D: C + Vancomycin; E: C + Aminoglycosid; F: C + Rifampicin + Amphotericin B + 5-Flucytosin; G: Imipenem/Cilastatin + Rifampicin + Amphotericin B + 5-Flucytosin

verfolgt, die komplexe Problematik infektiöser Komplikationen nach aggressiver Chemotherapie zu erfassen, und damit auch Patienten mit verschiedenartigen klinisch und/oder mikrobiologisch dokumentierten Infektionen eingeschlossen [4, 6, 7].

Abbildung 1 verdeutlicht das Konzept dieser Studie.

Patienten mit Fieber $\geq 38.5°C$ erhielten in der Eingangsrandomisierung eine antibiotische Zweierkombination aus einem Acylaminopenicillin + Aminoglykosid, einem Drittgenerations-Cephalosporin + Aminoglykosid oder den beiden Beta-lactam-Antibiotika. Bei Lungeninfiltraten wurde diese Kombination ergänzt durch Rifampicin (auf Grund seiner Wirksamkeit gegen grampositive Kokken und gegen Legionellen sowie der in vitro synergistischen Aktivität in Kombination mit Amphotericin B). Im Gegensatz zu anderen dokumentierten Infektionen wurde im Fall von Lungeninfiltraten bei ausbleibendem Behandlungserfolg bereits nach 4–6 Tagen eine empirische antimykotische Therapie mit Amphotericin B + 5-Flucytosin begonnen.

Studienergebnisse

Von den insgesamt 1159 auswertbaren Patienten unserer multizentrischen Studie hatten 187 Patienten (16.1%) Lungeninfiltrate. Davon waren 47% nur klinisch (durch Röntgenbild oder Computertomographie der Thoraxorgane), und 53% klinisch + mikrobiologisch gesichert. In 123 Fällen (65.8%) wurden diese Lungeninfiltrate bereits initial, d. h. innerhalb von 5 Tagen nach Auftreten des Fiebers, dokumentiert, und in 64 Fällen (34.2%) traten die Infiltrate erst nach mehr als 6 Tagen antibiotischer Therhapie unter der Diagnose „Fieber unklarer Ätiologie" (FUO) auf.(Tabelle 2).

Tabelle 2. Charakteristik von Lungeninfiltraten in der PEG-Studie

	n (%)
Nur klinisch dokumentiert	88 (47.1)
Klinisch und mikrobiologisch dokumentiert	99 (52.9)
– positive Blutkultur	63 (33.7)
– andere Quelle(n)	36 (19.2)
Gesichert Tag 1–5	123 (65.8)
Gesichert Tag 6–21	64 (34.2)
Total	187 (100.0)

Die Mikroorganismen, die als ätiologische Keime bei den Patienten mit Lungeninfiltraten angesehen worden sind, sind in Tabelle 3 aufgeführt. Grampositive Bakterien und Pilze waren dabei dominierend, Legionellen oder *Pneumocystis carinii* wurden nur sehr selten nachgewiesen.

Die Ansprechrate unserer 187 Patienten unter der Studienmedikation betrug insgesamt 61.5% und lag damit signifikant niedriger als bei anderen dokumentierten Infektionen (82.6%) oder bei FUO (90.0%) (Tabelle 4). Auch die Mortalitätsrate lag bei Patienten mit Lungeninfiltraten mit 19.3% signifikant höher als bei Patienten mit anderen dokumentierten Infektionen (7.7%) oder FUO (6.8%). Differenziert man die Ansprechraten nach den nachgewiesenen Infektionserregern, findet man ein besseres Ansprechen grampositiver gegenüber gramnegativen und Pilzinfektionen (Tabelle 5). Damit wird deutlich, daß trotz ansteigender Inzidenz

Tabelle 3. Infektionserreger bei mikrobiologisch gesicherten Lungeninfiltraten (n = 99)

Erreger (überadditiv*)	n (%)
Grampositiv	68 (43.0)
Gramnegativ	40 (25.3)
– Legionella spp.	2
Pilze	49 (31.0)
Pneumocystis carinii	1
Total	158 (100.0)

* bei polymikrobieller Infektion wurde jeder Erreger einzeln gewertet

Tabelle 4. Behandlungsergebnisse bei Patienten mit Lungeninfiltraten vs. anderen klinisch gesicherten Infektionen oder Fieber unklarer Ätiologie (FUO)

Art der Infektion	n	Erfolg n (%)	Versager n (%)	Tod n (%)
Lungeninfiltrat +/− andere Infektion	187	115 (61.5)*	36 (19.3)	36 (19.3)
Andere klinisch gesicherte Infektion	195	161 (82.6)*	19 (9.7)	15 (7.7)
FUO	589	530 (90.0)*	19 (3.2)	40 (6.8)

* Lungeninfiltrate vs andere = signifikant ($p < 0.001$, Fisher's exact test)

Tabelle 5. Behandlungsergebnisse bei Patienten mit mikrobiologisch gesicherten Lungeninfiltraten

Erreger	Total n	Erfolg n (%)	Versager n (%)	Tod n (%)
Grampositiv	29	21 (72.4)	5 (17.2)	3 (10.3)
Gramnegativ	17	10 (58.8)	2 (11.8)	5 (29.4)
Pilze	20	8 (40.0)	10 (50.0)	2 (10.0)
Grampositiv + Gramnegativ	9	5 (55.6)	2 (22.2)	2 (22.2)
Grampositiv + Pilze	15	10 (66.7)	4 (26.7)	1 (6.7)
Gramnegativ + Pilze	8	5 (62.5)	1 (12.5)	2 (25.0)
Grampositiv + Gramnegativ + Pilze	1	–	1 (100.0)	–
Total	99	59 (59.6)	25 (25.3)	15 (15.2)

grampositiver Infektionen die größte Gefährdung für die Patienten nach wie vor von gramnegativen Infektionen und vor allem von Pilzinfektionen ausgeht. Dabei wird die Bedeutung von Pilzinfektionen noch eindrücklicher, wenn man die nachgewiesenen Keime in der Studie differenziert nach dem Zeitpunkt ihres Nachweises: während der Anteil der Pilze in den ersten 5 Tagen bei 21.6% lag, stieg er in der zweiten und dritten Behandlungswoche auf 47.2% an, wobei gleichzeitig der Anteil grampositiver Infektionserreger von 53.9% auf 24.5% zurückging (Tabelle 6).

Tabelle 6. Erreger bei mikrobiologisch gesicherten Lungeninfiltraten in Abhängigkeit vom Zeitpunkt des Nachweises

Erreger (überadditiv)	Total n (%)	Tag 1–5 n (%)	Tag 6–21 n (%)
Grampositiv	68 (43.9)	55 (53.9)*	13 (24.5)*
Gramnegativ	40 (25.8)	25 (24.5)	15 (28.3)
Pilze	47 (30.3)	22 (21.6)**	25 (47.2)**
Total	155 (100.0)***	102 (100.0)	53 (100.0)

* Grampositiv: 53.9% vs 24.5% = signifikant ($p < 0.01$, Fisher's exact test)
** Pilze: 21.6% vs 47.2% = signifikant ($p < 0.01$, Fischer's exact test)
*** fehlende Angabe in 3 Fällen

Betrachtet man alle dokumentierten Infektionen in der PEG-Studie, so ist zu erkennen, daß der Anteil der Lungeninfiltrate von 36.0% in den ersten 5 Tagen auf 54.7% in der zweiten und dritten Woche ansteigt (Tabelle 7). Aus den Befunden in Tabelle 6 und 7 läßt sich der Schluß ableiten, daß bei Patienten mit persistierendem Fieber oder verzögert auftretenden Lungeninfiltraten am ehesten eine Pilzpneumonie in Betracht zu ziehen ist.

Tabelle 7. Charakteristik gesicherter Infektionen in Abhängigkeit vom Zeitpunkt des Auftretens

Ort der Infektion	Total n (%)	Tag 1–5 n (%)	Tag 6–21 n (%)
Lungeninfiltrat	187 (40.7)	123 (36.0)*	64 (54.7)*
Venenkatheterinfektion	129 (28.1)	100 (29.2)	29 (24.8)
Abdominelle/perianale Infektion	55 (12.0)	47 (13.7)	8 (6.8)
andere	88 (19.2)	72 (21.1)	16 (13.7)
Gesamtzahl der Infektionen	459 (100.0)	342 (100.0)	117 (100.0)

* Lungeninfiltrat: 36.0% vs 54.7% = signifikant ($p = 0.01$, Chi square test)

Tabelle 8. Behandlungsergebnis bei Patienten mit gesicherter Pilzpneumonie in Abhängigkeit vom Zeitpunkt des Nachweises

Zeitpunkt des Auftretens	n	Erfolg n (%)	Versager n (%)	Tod n (%)
Tag 1–5	22	11 (50.0)	7 (31.8)	4 (18.2)
Tag 6–21	22	12 (54.5)	9 (40.9)	1 (4.6)
Total	44	23 (52.3)	16 (36.4)	5 (11.3)

44 der Studienpatienten hatten gesicherte Pilzpneumonien, von denen jeweils 50% initial and verzögert dokumentiert werden konnten. Die Ansprechraten waren dabei nicht unterschiedlich, wohl aber die Rate der Frühtodesfälle, was vermutlich zu erklären ist durch die Tatsache, daß die systemische antimykotische Therapie erst am Tag 4 bis 6 begonnen wurde und mikrobiologische bzw. mykologische Diagnostik ihre Zeit braucht (Tabelle 8).

Betrachtet man die Ansprechraten aller Patienten mit Lungeninfiltraten in Abhängigkeit vom Zeitpunkt des klinischen Nachweises, findet man in der Gruppe mit verzögertem Auftreten eine signifikant höhere Versagerquote: 29.7% gegenüber 13.8% bei frühzeitig dokumentierten Infiltraten (Tabelle 9). Ein erstaunliches Ergebnis findet man bei der Gegenüberstellung der Ansprechraten von rein klinisch und sowohl klinisch als auch mikrobiologisch gesicherten Lungeninfiltraten: sie sind nicht unterschiedlich (Tabelle 10). Es wäre allerdings verfrüht, daraus den Schluß abzuleiten, daß mikrobiologische Diagnostik bei Patienten mit Lungeninfiltraten nutzlos sei. Es scheint vielmehr sinnvoll, die diagnostischen Anstrengungen zu erhöhen und dabei Qualitätsstandards zu entwickeln, damit die antimikrobielle Behandlung gegen die tatsächlichen Infektionserreger gesichert werden kann.

Bei der Überprüfung potentieller Risikofaktoren, die einen Einfluß auf die Prognose der Patienten mit Lungeninfiltraten haben, hat sich ausschließlich der

Tabelle 9. Behandlungsergebnisse bei Lungeninfiltraten in Abhängigkeit vom Zeitpunkt des Auftretens

Zeitpunkt des Auftretens	n (%)	Erfolg n (%)	Versager n (%)	Tod n (%)
Tag 1–5	123 (65.8)	82 (66.7)	17 (13.8)*	24 (19.5)
Tag 6–21	64 (34.2)	33 (51.6)	19 (29.7)*	12 (18.8)
Total	187 (100.0)	115 (61.5)	36 (19.3)	36 (19.3)

* Versagerquote: 13.8% vs 29.7% = signifikant (p = 0.01, Fisher's exact test)
(Erfolgsrate 66.7 vs 51.6%: p = 0.06, nicht signifikant)

Tabelle 10. Behandlungsergebnisse bei Lungeninfiltraten mit oder ohne Keimnachweis

Art des Lungeninfiltrates	n (%)	Erfolg n (%)	Versager n (%)	Tod n (%)
Nur klinisch dokumentiert	88 (47.1)	56 (63.3)	11 (12.5)	21 (23.9)
Klinisch + mikrobiologisch dokumentiert	99 (52.9)	59 (59.6)	25 (25.2)	15 (15.2)
– positive Blutkultur	63	41 (65.1)	14 (22.2)	8 (12.7)
– andere Quelle(n)	36	18 (50.0)	11 (30.6)	7 (19.4)
Total	187 (100)	115 (61.5)	36 (19.3)	36 (19.3)

Trend in der Leukozytenzahl (Wiederanstieg bedeutet günstigere Prognose) als signifikant erwiesen, während z. B. Alter, Grunderkrankung oder Art der zytostatischen Chemotherapie keinen signifikanten Einfluß zeigten [4, 6, 7].

Zusammenfassung der Studienergebnisse

1. Patienten mit Lungeninfiltraten hatten eine signifikant schlechtere Ansprechrate und höhere Mortalität als Patienten mit anderen dokumentierten Infektionen oder Fieber unklarer Ätiologie.
2. Bei verzögert auftretender klinischer Manifestation einer Infektion waren Lungeninfiltrate mit Abstand dominierend.
3. Bei Patienten mit verzögertem mikrobiologischem Nachweis des Infektionserregers wurden Pilze am häufigsten gefunden.
4. Infiltrate durch gramnegative Bakterien oder Pilze hatten eine signifikant schlechtere Ansprechrate als grampositive Infektionen.
5. Bei verzögert auftretenden Lungeninfiltraten war die Versagerquote deutlich höher als bei frühzeitig gesicherten Infiltraten.
6. Bei gesicherter Lungenmykose könnte ein verzögerter Einsatz systemischer Antimykotika zu einer höheren Mortalität geführt haben.
7. Die Ergebnisse mikrobiologischer Untersuchungen hatten keinen Einfluß auf den Erfolg der Behandlung.
8. Anhaltend niedrige oder fallende Leukozytenzahlen waren der einzig signifikante prognostische Faktor.

Diskussion

Die Ergebnisse dieser Studie bestätigen die ungünstige Prognose von Lungeninfiltraten bei neutropenischen Patienten im Vergleich zu anderen dokumentierten

Infektionen oder unklarem Fieber (FUO), wenngleich die Ansprechrate von 61.5% höher liegt als in anderen Studien über Antibiotikatherapie bei neutropenischen Patienten [2, 3, 5]. Es ist zu vermuten, daß diese Verbesserung durch die obligate systemische antimykotische Therapie spätestens nach 6 Tagen eines ausbleibenden Behandlungserfolges bewirkt worden ist. Es bleibt zu prüfen, ob eine weitere Erhöhung der Ansprechrate zu erzielen ist, wenn Patienten mit Lungeninfiltraten bereits von Beginn an systemisch mit Amphotericin B in Kombination mit einem Beta-lactam-Antibiotikum und einem Aminoglykosid behandelt werden. Dies wird Gegenstand der Nachfolgestudie der PEG sein. Dabei soll auch der Wert der mikrobiologischen Diagnostik näher geprüft werden. In der vorliegenden Studie waren mikrobiologische Befunde offensichtlich wenig hilfreich, wobei einschränkend zu bemerken ist, daß Patienten mit einem Keimnachweis auch ggf. eine dem nachgewiesenen Erreger angemessene Modifikation der Therapie erfahren haben und somit nicht zu entscheiden ist, wie der Verlauf bei diesen Patienten gewesen wäre, wenn diese Modifikation nicht stattgefunden hätte. Da außerdem die Diagnostik und die kausale Verknüpfung mikrobiologischer Befunde mit dem Lungeninfiltrat hier nicht einheitlich vorgegeben war, bleibt die Frage nach dem Nutzen der Diagnostik offen. Deshalb wird in der Folgestudie nicht nur die bakteriologische, mykologische und serologische Diagnostik, sondern auch Technik und Zeitpunkt endoskopischer und radiologischer Diagnostik standardisiert. Um einen möglichen Einfluß unterschiedlicher Regime zur antimikrobiellen Prophylaxe zu umgehen (so kann z. B. bei zuverlässiger Einnahme von Cotrimoxazol eine *Pneumocystis-carinii* – Pneumonie oder unter prophylaktischer Gabe von Ciprofloxacin oder Ofloxacin eine Legionellose oder Mykobakteriose weitgehend ausgeschlossen werden), soll außerdem die antimikrobielle Prävention, möglichst mit Cotrimoxazol, Colistin und Amphotericin-B-Suspension, vereinheitlicht werden. Legionellen und Mykobakterien kommen bei neutropenischen Patienten nur außerordentlich selten vor und sind z. B. in der vorliegenden Studie in keinem Fall als Todesursache aufgetreten. Sie werden ebenso wie *Pneumocystis carinii,* Cytomegaloviren oder nicht-mikrobielle Faktoren (leukämische Infiltrate, Strahlenpneumonitis u. a.) Gegenstand der endoskopischen bzw. mikrobiologischen Diagnostik bei fehlendem initialem Ansprechen sein.

Schlußfolgerungen

Bei Patienten mit Lungeninfiltraten
- könnte eine prompte Zugabe systemischer Antimykotika (Amphotericin B ± 5-Flucytosin) die Behandlungsergebnisse weiter verbessern;
- sollten gramnegative Erreger unabhängig von einer eventuell vorher verabreichten oralen antimikrobiellen Prophylaxe das Hauptziel der antibiotischen Therapie bleiben;
- bedarf die mikrobiologische bzw. mykologische Diagnostik der Verbesserung.

Literatur

1. Gold JWM (1984) Opportunistic fungal infections in patients with neoplastic disease. Am J Med 76:458–463
2. Jones PG, Rolston KVI, Fainstein V, Elting L, Walters RS, Bodey GP (1986) Aztreonam therapy in neutropenic patients with cancer. Am J Med 81:243–248
3. Liang R, Yung R, Chau PY, Chan TK, Lam WK, So SY, Todd D (1988) Imipenem/cilastatin as initial therapy for febrile neutropenic patients. J Antimicrob Chemother 22:765–770
4. Link H, Maschmeyer G, Meyer P, Hiddemann W, Helmerking M, Schmitt J, Adam D (1990) Empiric antimicrobial therapy in febrile neutropenic patients. 30th Interscience conference on antimicrobial agents and chemotherapy, Atlanta, Georgia, Abstr. no. 250
5. Martino P, Vendetti M, Petti MC, Mandelli F, Serr P (1985) Cefotaxime plus amikacin as empiric therapy in the treatment of febrile episodes in neutropenic patients with hematologic malignancies. Infection 13:125–129
6. Maschmeyer G, Link H, Hiddemann W, Meyer P, Adam D, Helmerking M (1990) Treatment of lung infiltrates in patients with severe neutropenia – results of 187 patients from a multicenter trial. 10th Interscience conference on antimicrobial agents and chemotherapy, Atlanta, Georgia, Abstr. no. 259
7. Maschmeyer G, Link H, Hiddemann W, Meyer P, Helmerking M, Adam D (1990) Interventional antimicrobial strategy in febrile neutropenic patients. Results of a multicenter study in 1260 patients with hematological malignancies. Onkologie 13:38–42
8. Robertson MJ, Larson RA (1988) Recurrent fungal pneumonias in patients with acute non-lymphocytic leukemia undergoing multiple courses of intensive chemotherapy. Am J Med 84:233–239
9. Rubin RH, Young LS (Hrsg.) Clinical approach to infection in the compromised host. Plenum medical book company, New York London, 2. Auflage 1989

Pilzinfektionen nach Herztransplantation

M. Hummel und R. Hetzer

Zusammenfassung

Patienten nach HTx erkranken auf Grund der notwendigen immunsuppressiven Behandlung zur Vermeidung von Abstoßungsreaktionen häufig an Pilzinfektionen. Oropharyngeale *Candida*-Infektionen, die initial nach HTx unter der hochdosierten immunsuppressiven Therapie auftreten, lassen sich durch eine unmittelbar postoperativ beginnende Prophylaxe mit Imidazolderivaten (Ketoconazol, Fluconazol) oder Amphotericin B Suspension gut behandeln.

Im Gegensatz dazu ist die Aspergillose *immer* eine ernste Erkrankung mit hoher Letalität.

Zur Verhinderung einer Erkrankung sollten schon vor der HTx Sputum, Serum, Stuhl und Urin mykologisch untersucht werden.

Nach HTx ist neben einer wirkungsvollen Expositionsprophylaxe gegen Pilzsporen die engmaschige mykologische Überwachung zur frühzeitigen Feststellung einer Kolonisation mit Aspergillen unerläßlich. Der rechtzeitige Einsatz von Amphotericin B und 5-Flucytosin schon im Verdachtsfall eines invasiven Wachstums ermöglicht auch unter immunsuppressiver Therapie eine kurative Behandlung dieser häufig letal verlaufenden Erkrankung.

Patienten

Von April 1986 bis Dezember 1990 wurden im Deutschen Herzzentrum Berlin (DHZB) insgesamt 416 orthotope Herztransplantationen durchgeführt. Zusammen mit den HTx an der Medizinischen Hochschule Hannover (MHH) wurden seit 1984 467 Organe bei 456 Patienten, 75 Frauen und 382 Männern, transplantiert, davon 455 Herzen orthotop und 1 Herz heterotop. Bei 11 Patienten wurde eine Retransplantation erforderlich, 8mal wegen einer akuten und 3mal wegen einer chronischen Abstoßungsreaktion. Das Alter der Patienten lag zwischen 3 Monaten und 67 Jahren. 302 Patienten litten an einer dilatativen Cardiomyopathie (DCMP), 136 Patienten an einer koronaren Herzkrankheit (KHK), 4 Patienten an einer

---

Abkürzungen: HTx = Herztransplantation, ATG = Antithymocytenglobulin, ALG = Antilymphocytenglobulin, Trough level = Talwert

restriktiven Cardiomyopathie und 11 Patienten hatten Herzklappenfehler. Je 1mal wurde eine HTx wegen einer rechtsventrikulären Dysplasie, einer Tricuspidalklappenatresie und einem hypoplastischen Linksherz durchgeführt.

Immunsuppressive Therapie

Die prophylaktische immunsuppressive Therapie wird mit der präoperativen oralen Gabe von Cyclosporin A (4 mg/kg KG) und Azathioprin (5 mg/kg KG) eingeleitet. Intraoperativ erhalten alle Patienten vor der Reperfusion des transplantierten Herzens 1 g Methylprednisolon i. v. Postoperativ wird mit einer Vierfachtherapie aus Stanford-ATG (100 mg) vom OP-Tag bis zum 3. postoperativen Tag, Cyclosporin A, Azathioprin und Prednisolon begonnen. Ab dem 4. postoperativen Tag wird die immunsuppressive Behandlung mit der Dreifachkombination aus Cyclosporin A, Azathioprin und Prednisolon fortgesetzt. Dabei werden in den ersten 3 Monaten nach HTx Cyclosporin A „trough level" im Vollblut von 250–350 ng/ml (RIA) bzw. 600–900 ng/ml (TDX) angestrebt. Später wird die Dosis langsam reduziert, wobei der Cyclosporin „trough level" 80 ng/ml (RIA) auch spätpostoperativ nicht unterschreiten soll.

Die Therapie mit Azathioprin wird mit 2–3 mg/kg KG begonnen und unter Kontrolle des weißen Blutbilds so fortgeführt, daß eine Leukozytenzahl zwischen 4000–6000/μl erreicht wird.

Prednisolon wird nach postoperativ hochdosierter Gabe (1 mg/kg KG/Tag) schrittweise bis zu einer Erhaltungsdosis von 0,15 mg/kg KG/Tag innerhalb von 60 Tagen reduziert. Die Behandlung akuter Abstoßungsreaktionen erfolgt durch die orale oder intravenöse hochdosierte Steroidgabe allein (0,5 g Methylprednisolon i. v. an 3–5 aufeinanderfolgenden Tagen), oder in Kombination mit ATG, ALG oder monoklonalem OKT3-AK (Abb. 1).

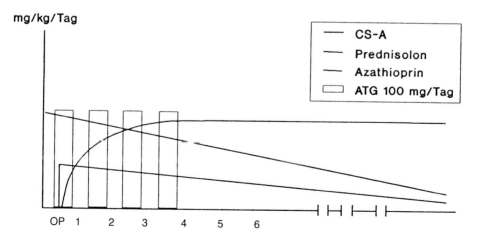

Abb. 1. Schema der immunsuppressiven Therapie nach Herztransplantation

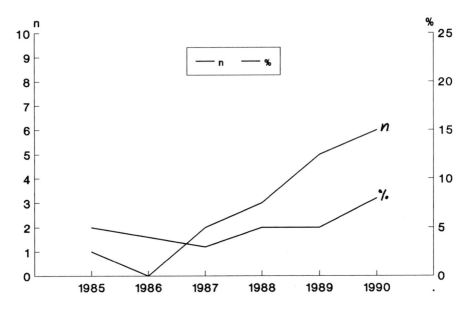

Abb. 2. Häufigkeit (n) und jährliche Inzidenz (%) der Aspergillose nach HTx von 1985 und 1990

Nach HTx erkrankten im Zeitraum von 1985–1990 17 Patienten an einer *Aspergillus*-Infektion. Dies entspricht einer gesamten Infektionsinzidenz von 4,4%. Die jährliche Inzidenz von *Aspergillus*-Erkrankungen pro Anzahl herztransplantierter Patienten schwankte zwischen 0 und 6% (Abb. 2).

Die höhere Inzidenz 1989 und 1990 im Vergleich zu den Jahren davor steht möglicherweise in ursächlichem Zusammenhang mit Arbeiten auf einer nahegelegenen Großbaustelle.

Bei 11 Patienten (64%) konnte *Aspergillus fumigatus* und bei 5 Patienten *Aspergillus flavus* (29%) kulturell nachgewiesen werden; bei einem Patienten wurde keine mykologische Untersuchung veranlaßt.

Von den 17 erkrankten Patienten verstarben 11 (64%), 6 Patienten (36%) konnten erfolgreich behandelt werden. Bei 8 Patienten wurde eine disseminierte Aspergillose als Todesursache erst autoptisch festgestellt. 3 weitere Patienten verstarben trotz antimykotischer Therapie (Abb. 3).

Die Aspergillose war damit bei unseren Patienten nach der bakteriellen Pneumonie die zweithäufigste Todesursache der entzündlich pulmonalen Erkrankungen und zusammen mit der bakteriellen Pneumonie fast ebenso häufig Todesursache wie das kardiale Versagen. Insgesamt betrug der Anteil der Aspergillose an den Todesursachen nach HTx 8,7% (Tabelle 1).

Im Mittel kam es 76 Tage nach HTx zur *Aspergillus*-Infektion. Das längste Intervall nach HTx betrug 131 Tage. Vor dem 30. postoperativen Tag erkrankten 4 Patienten. 2 Patienten verstarben daran sogar innnerhalb der ersten 10 Tage, wahrscheinlich in Folge einer schon präoperativen Kolonisation mit Aspergillen (Tabelle 1).

Tabelle 1. Häufigkeitsverteilung der Erreger bei der tödlich verlaufenden Pneumonie nach HTx

Ursachen		n	Überlebenszeit (Tage)	
Bakterielle	Pneumonie	16	m = 77	6 − 232
Aspergillus	Pneumonie	9	m = 76	10 − 131
	Zentral	2		10 + 52
Candida	Pneumonie	2	9/6	
Herpes	Pneumonie	1	20	
Tuberkulöse	Pneumonie	1	42	

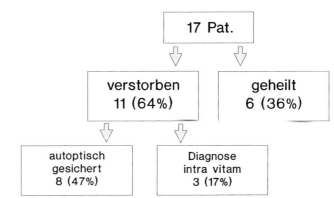

Abb. 3. Verlauf der Aspergillose bei 17 Patienten nach HTx

Alle frühpostoperativ (< 30 Tage) erkrankten 4 Patienten (23,5%) verstarben, während bei späterem Infektionsbeginn (> 30 Tage) 6 von 13 Patienten (46%) erfolgreich behandelt und geheilt werden konnten (Abb. 4).

Bei allen 11 Verstorbenen und bei 5 von 6 erfolgreich behandelten Patienten ließ sich eine invasive pulmonale Aspergillose sichern (94%). In abnehmender Häufigkeit wurden bei den verstorbenen Patienten in Herz (45%), Schilddrüse (45%), Gehirn (36%), Niere (27%), Lymphknoten (18%) und Leber (9%) sowie Mesenterium (9%) invasiv wachsende Aspergillen gefunden.

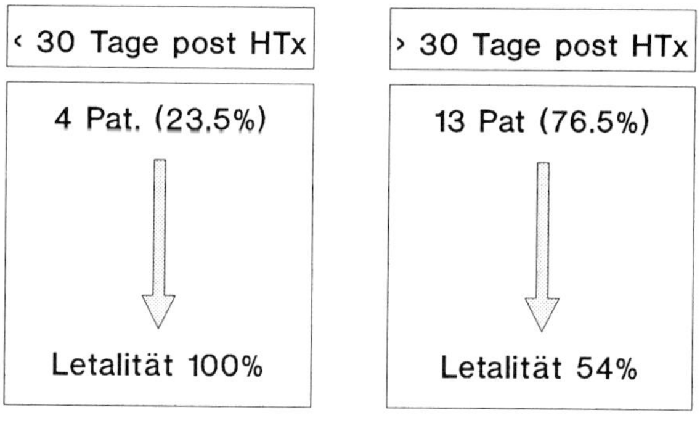

Abb. 4. Abhängigkeit der Letalität der Aspergillose vom Erkrankungszeitpunkt nach HTx

Bei 5 von 6 erfolgreich behandelten Patienten war ein invasives Aspergillenwachstum nur in der Lunge nachweisbar, während bei 1 Patientin erst nach der Drainage eines Gehirnabszesses die Diagnose einer *Aspergillus*-Infektion gestellt wurde, ohne daß ein klinischer oder radiologischer Hinweis auf eine Infektion der Lunge oder der Sinus paranasales bestand.

Auffällig ist die hohe Koinzidenz (54,5%) der autoptisch gesicherten Aspergillose mit einer CMV-Infektion, die sich immer in der Lunge und teilweise auch in anderen Organen nachweisen ließ. Weitere Begleiterkrankungen waren bakterielle Infektionen (Staphylokokken, Legionellen), Protozoeninfektionen (Toxoplasmose, Leishmaniose, Malaria) und eine weitere Mykose (*Candida albicans*). 3 Patienten verstarben im Anschluß an eine Rethorakotomie wegen Nachblutung oder bakterieller Mediastinitis an einer Aspergilleninfektion. Andere mögliche Risikofaktoren für eine Infektion waren ein Diabetes mellitus (2 Patienten) sowie ein Lupus erythematodes (1 Patient).

Unter den an einer *Aspergillus*-Infektion Verstorbenen waren 2 Patienten (18%) mit einer histologisch nachweisbaren Abstoßungsreaktion, während bei den Übrigen das transplantierte Herz unauffällig war.

Während der antimykotischen Behandlung mit Amphotericin B und 5-Flucytosin ließ sich nur bei einem Patienten eine mäßiggradige Abstoßungsreaktion bioptisch nachweisen, während bei den übrigen Patienten keine Abstoßungsreaktion unter Beibehaltung der prophylaktischen immunsuppressiven Therapie auftrat. Unklar ist, welche immunsuppressive Therapie während der antimykotischen Kombinationstherapie mit Amphotericin B und 5-Flucytosin zur Verhinderung von Abstoßungsreaktionen erforderlich ist. Bei zwei unserer Patienten, die 1991 an einer invasiven pulmonalen *Aspergillus*-Infektion erkrankten, fand sich auch 4 Wochen nach Beendigung der prophylaktischen immunsuppressiven Therapie mit Cyclosporin A und Azathioprin unter der Behandlung mit Amphotericin B und 5-Flucytosin im transplantierten Herzen keine Abstoßungsreaktion.

Diskussion

Die Aspergillose gehört zu den am häufigsten zum Tode führenden Infektionen nach Herztransplantation [9, 17]. Wie auch bei unseren Patienten ist *Aspergillus fumigatus* der häufigste Erreger [8].

Aspergillen gehören zu den am häufigsten vorkommenden Pilzen der Erde. Die höchste Dichte findet man auf abgestorbenen Pflanzen (Kompost). Pilzsporen werden mit der Luft übertragen. Nach der Kolonisation der Schleimhäute kommt es bei entsprechender Disposition zu invasivem Wachstum überwiegend in der Lunge, seltener in den Sinus paranasales. Begünstigt wird die Invasion durch die Schwächung der zellulären Immunität nach Gabe von Cyclosporin A, Azathioprin, Prednisolon, ATG, ALG oder OKT3-AK nach HTx [2, 11]. Als weiteren wichtigen prädisponierenden Faktor für ein invasives Wachstum fanden wir eine CMV-Infektion, die sich mit einer Koinzidenz von über 50% bei den an Aspergillose verstorbenen Patienten histologisch nachweisen ließ. Als weitere Risikofaktoren werden Stoffwechselerkrankungen wie Diabetes mellitus und Urämie sowie die

Reduktion bzw. Vernichtung der Standortflora durch Antibiotika angegeben [8]. Ob eine *Aspergillus*-Infektion nach HTx auftritt, hängt neben dem Grad der Immunsuppression besonders von der Sporendichte in der Luft ab. Hohe Infektionsraten in Hospitälern findet man in Zeiten von Aus- und Umbauten am Krankenhaus selbst sowie während Arbeiten auf nahegelegenen Baustellen [7, 10]. *Aspergillus*-Infektionen bei immunsupprimierten Patienten gelten daher als Indikator für eine erhöhte Pilzsporendichte im Hospital [10]. Eintrittspforte dieser Infektion ist fast immer die Lunge. Nach der pharyngealen und endobronchialen Kolonisation kommt es unter einer immunsuppressiven Therapie in 20–50% zum invasiven Wachstum in der Lunge und zur hämatogenen Ausbreitung, wobei wir in abnehmender Häufigkeit ein invasives Wachstum in Herz, Schilddrüse, Gehirn, Niere, Lymphknoten, Leber und Mesenterium fanden. Ein ähnliches Verteilungsmuster des Organbefalls wird auch von Wegmann beschrieben [15]. In jüngerer Zeit gibt es daneben Berichte über eine kutane Manifestation der Aspergillose an der Eintrittspforte von Venenkathetern bei immunsupprimierten Patienten [1].

Klinisch imponiert meist eine hämorrhagische Bronchitis mit Angiitis der kleinen Gefäße, die mit und ohne Lungeninfarkt [15] auftreten kann. Pleurale Schmerzen mit auskultatorisch nachweisbarem Pleurareiben sind nicht ungewöhnlich [9] und wurden von fast allen unseren Patienten angegeben.

Die Röntgenmorphologie ist nicht pathognomonisch. Auffällige Röntgenbefunde werden bei ca. 75% der Patienten schon in der Frühphase der Erkrankung gefunden. Häufig können rundlich-fleckförmige bronchopneumonische Infiltrate nachgewiesen werden, die multifokal besonders in der Peripherie lokalisiert sind. Daneben findet man infarktpneumonische Bilder, aber auch unauffällige Röntgenbefunde [9].

Bei der mykologischen Diagnostik sind wiederholt nachgewiesene Aspergillen und insbesondere Pilzhyphen im Sputum als Hinweis auf eine endobronchiale Kolonisation zu werten [14, 18]. Bei immunsupprimierten Patienten ist ihr Nachweis meistens mit einer invasiven Aspergillose assoziiert [11]. Die Sensitivität der Bronchoskopie mit bronchoalveolärer Lavage als weiterführende Untersuchung wird mit 60% angegeben [5]. Bei fehlendem Nachweis von Aspergillen im Sputum oder der bronchoalveolären Lavage ist als weiterführende Diagnostik bei unklaren pulmonalen Infiltraten die transbronchiale Biopsie unerläßlich.

Eine weitere Prädilektionsstelle der Aspergilleninfektion, die Sinus paranasales, müssen beim Infektionsverdacht nach röntgenologischer Untersuchung durch eine Biopsie untersucht werden. Als weitere Möglichkeit der Frühdiagnostik könnte nach neueren Untersuchungen die hochauflösende Computertomographie der Lungen eine wesentliche Bedeutung erlangen [11]. Serologische Untersuchung auf Aspergillenantigen sind hilfreich und ermöglichen in über 90% die Diagnose eines *invasiven* Aspergillenwachstums.

Therapie

Die Therapie der *Aspergillus*-Infektion bei herztransplantierten Patienten besteht in der Gabe von Amphotericin B und 5-Flucytosin, wobei die Dosis von Amphotericin

B innerhalb von 3 Tagen von 0,1 mg/kg KG/Tag auf 0,5 mg/kg KG/Tag gesteigert wird. Eine Infusionszeit von 1 Stunde für die Gesamtdosis ist ausreichend. Die empfohlene Dosis von 5-Flucytosin beträgt 150 mg/kg KG, verteilt auf 4 Einzelgaben unter Berücksichtigung des Serumkreatinins. Bei Patienten mit eingeschränkter Nierenfunktion sollte der 5-Flucytosinspiegel im Serum kontrolliert werden. Die Behandlung mit Ketoconazol und Fluconazol ist bei der invasiven Aspergillose unwirksam. Zwar gelang es durch Gabe von 200 mg Ketoconazol über 4 Wochen die Erregermenge im Sputum zu reduzieren, jedoch war nach dieser Behandlungszeit der kulturelle Befund unverändert [12].

Wegen eines möglichen antagonistischen Effekts von Imidazolderivaten (z. B. Ketoconazol) und Amphotericin B sollte die kombinierte Behandlung mit diesen Medikamenten unterbleiben [16].

Frühzeitig behandelte invasive Aspergillosen können auch unter immunsuppressiver Therapie zur Ausheilung gebracht werden [16]. Selbst cerebrale Manifestationen haben nicht zwangsläufig eine infauste Prognose, wie der klinische Verlauf einer heute 52jährigen herztransplantierten Patientin zeigt, bei der 5 Wochen nach HTx eine neurologische Symptomatik mit Fieber, Krampfanfällen, Somnolenz und Hemiparese auftrat. Das CCT zeigte eine Abszedierung frontal. Nach der Drainage des Abszesses wurde die Diagnose einer cerebralen Aspergillose gestellt. Auffällig war, daß zu diesem Zeitpunkt die Aspergillen in der Kultur nicht mehr wachstumsfähig waren. Eine pulmonale Infektion mit *Aspergillus* bestand zu diesem Zeitpunkt nicht. Trotzdem wurde eine mehrwöchige antimykotische Behandlung mit Amphotericin B und 5-Flucytosin durchgeführt, und die Patientin konnte nach einem längeren Klinikaufenthalt geheilt entlassen werden. Auch die rechtzeitige medikamentöse Behandlung von teils ausgedehnten pulmonalen Aspergillosen gelang unter immunsuppressiver Therapie nach mehrwöchiger Behandlung. Insgesamt haben jedoch invasive *Aspergillus*-Infektionen bei herztransplantierten Patienten eine schlechte Prognose insbesondere dann, wenn sie unter der initialen hochdosierten immunsuppressiven Therapie kurz nach HTx auftreten [9]. Trotz antimykotischer Behandlung konnte keine Aspergilleninfektion, die vor dem 30. postoperativen Tag aufgetreten war, erfolgreich behandelt werden. Dagegen haben später auftretende Infektionen unter der antimykotischen Therapie mit Amphotericin B und 5-Flucytosin eine günstigere Prognose mit einer Heilungsrate von etwa 50%. Ob eine deutliche Reduktion der Immunsuppression bei gleichzeitiger antimykotischer Therapie mit Amphotericin B und 5-Flucytosin oder Itraconazol den Verlauf dieser Infektion günstiger beeinflussen kann, wie dies von einigen Autoren mitgeteilt wurde [3, 16], bleibt abzuwarten.

Unsere Beobachtungen sprechen für eine verminderte Inzidenz von Abstoßungsreaktionen unter dieser antimykotischen Therapie.

Candida-Mykose

Bei herztransplantierten Patienten ist die *Candida*-Mykose die häufigste Pilzinfektion, wobei als Erreger meistens *Candida albicans* gefunden wird. Fast immer kommt es unmittelbar postoperativ zum Auftreten von Infektionen im Rachenraum und Ösophagus. Im Gegensatz zur Aspergillose ist der Erkrankungsverlauf jedoch selten tödlich [4]. Schwerere lokale Infektionen lassen sich durch die orale Gabe der Imidazolderivate Ketoconazol oder Fluconazol meist gut behandeln.

Nach HTx trat bei 2 Patienten, die bereits während der Wartezeit auf die Herztransplantation an einer nicht diagnostizierten *Candida*-Infektion erkrankt waren, eine tödlich verlaufende *Candida*-Sepsis auf, deren Ausgangspunkt nach foudroyantem klinischem Verlauf und postmortal feststellbarer Candidiasis in zahlreichen Organen nicht mehr sicher festgestellt werden konnte. Eine schwere Endomykose als Begleiterkrankung wurde bei 2 weiteren Patienten postmortal festgestellt, die jedoch keine ursächliche Beziehung zum letalen Ausgang nach HTx hatte.

Da *Candida*-Infektionen im Mund- und Rachenraum sowie im Ösophagus fast immer unter immunsuppressiver Therapie auftreten, muß schon unmittelbar nach HTx mit der prophylaktischen Behandlung begonnen werden. Dazu eignen sich sowohl eine Amphotericin B Suspension als auch die orale Applikation von Imidazolderivaten (Fluconazol, Ketoconazol). Selbst eine Candidose mit invasivem Wachstum vorwiegend im oberen Intestinaltrakt kann trotz immunsuppressiver Therapie mit Ketoconazol oder Fluconazol behandelt werden. Bei *Candida*-Septikämie und dem Nachweis von multiplen Organmanifestationen ist jedoch der Einsatz einer Kombinationstherapie von Amphotericin B und 5-Flucytosin erforderlich, die auch bei der *Candida*-Infektion wirksamer als die Monotherapie mit Imidazolderivaten ist.

Literatur

1. Allo MD, Miller J, Towsend T, Cissy T (1987) Primary cutaneous aspergillosis associated with Hickman intravenous catheters. N Engl J Med 317:1105–1108
2. Diamond RD (1983) Inhibition of monocyte-mediated damage to fungal hyphae by steroid hormones. J Infect Dis 147:160
3. Faggian G, Livi U, Bortolotti U, Mazzucco A, Stellin G, Chiominto B, Viviani MA, Gallucci V. (1989) Itraconazole therapy for acute invasive pulmonary aspergillosis in heart transplantation. Transplantation Proceedings 21:2506–2507
4. Hawkins C, Armstrong D (1984) Fungal infections in the immunocompromised host. Clin Haematol 13:599–630
5. Kahn FW, Jones JM, England DM (1986) The role of bronchoalveolar lavage inthe diagnosis of invasive pulmonary aspergillosis. Amer J clin Path 86:518
6. Levit SM, Diamond RD. (1-984) Changing patterns of aspergillosis infections. Adv intern Med 30:153–174
7. Opal SM, Asp AA, Cannady PB Jr, Morse PL, Burton LJ, Hammer PG II (1986) Efficacy of infektion control measures during a nosocomial outbreak of disseminated aspergillosis associated with hospital construction. J Infect Dis 153:634–637
8. Rhame FS, Streifel AJ, Kersey JH Jr, McGlave PB (1984) Extrinsic risk factors for pneumonia in the patient at high risk of infektion. Am J Med 76 (5A):42–52
9. Rinaldi MG (1983) Invasive aspergillosis. Rev infect Dis 5:1061
10. Rubin RH (1987) The compromised host as sentinal chicken. N Engl J Med 317:1151–1152
11. Schaffner A, Douglas H, Braude A (1982) Selective protection against conidia by mononuclear and against mycelia by polymorphonuclear phagocytes in resistance to aspergillosis. Observations on these two lines of defence in vivo and in vitro with human and mouse phagocytes. J Clin Invest 69:617

12. Staib F und Mishra SK (1982) Ketoconazol bei Lungenaspergillose und Aspergillom. Dtsch med Wschr 107:782–786
13. Sud IJ, Feingold DS (19–83) Effect of ketokonazole on the fungicidal action of amphotericin B in Candida albicans. Antimicrob Ag Chemother 23:187–195
14. Yu VL, Muder RR, Poorsatter A (1986) Significance of isolation of *Aspergillus* from the respiratory tract in diagnosis of invasive pulmonary aspergillosis. Result from a three-year prospective study. Am J Med 81:249
15. Wegmann T (1990) Medizinische Mykologie – ein praktischer Leitfaden. Edition „Roche" Basel
16. Weston MW (1990) Invasive pulmonary aspergillosis in the early postcardiac transplant period. Clin Cardiol 13:443–446
17. Williams DM, Krick JA, Remington JS (1979) Pulmonary infections in the compromised host. Par I. Am Rev Respir Dis 114:359–394
18. Zarabi MC, Salmassi S (1984) Antemortem diagnosis of systemic aspergillosis; ten-year review and report of a case. South Med J 77:584–588

Wirkungsweise und Pharmakokinetik neuerer Azol-Antimykotika

R. Stahlmann, Th. Schulz-Schalge und H. Lode

Paul Ehrlich gehörte zu den ersten, die konsequent darauf hingewiesen haben, daß es notwendig sei, Substanzen mit *selektiver Toxizität* zu entdecken, um eine erfolgreiche Chemotherapie mikrobiell verursachter Erkrankungen durchführen zu können. Es gilt also Unterschiede im Stoffwechsel von Mikro- und Makroorganismen auszunutzen, um die Krankheitserreger maximal zu schädigen und den Wirtsorganismus zu schonen. In den meisten Fällen führten Zufälle auf die Spuren derartiger Wirkprinzipien. Dies gilt auch für die Azol-Antimykotika.

Die ersten Hinweise, daß Imidazol-Derivate antimikrobielle Eigenschaften besitzen gab es bereits vor mehr als 4 Jahrzehnten. Erst Clotrimazol and Miconazol waren zur Behandlung von Mykosen geeignet und fanden weite Verbreitung nach ihrer Einführung Anfang der 70er Jahre. Zur *systemischen* Therapie wurden sie jedoch wegen der ungünstigen pharmakokinetischen Eigenschaften und einer zu hohen Nebenwirkungsrate nicht in großem Umfang eingesetzt. Auch zwei weitere Miconazol-Derivate, Tioconazol und Econazol, die ursprünglich zur systemischen Therapie eingeführt werden sollten, eignen sich nur zur topischen Anwendung (Drouhet und Dupont 1987).

Die Entwicklung von Arzneistoffen dieser Klasse wurde ohne Zweifel stimuliert durch die Probleme, die sich bei der Behandlung mit den klassischen, systemisch anwendbaren Antimykotika Amphotericin B (schlechte Verträglichkeit) und 5-Flucytosin (hohe Resistenzquoten) ergeben. Heute spielen neben den Imidazolen auch die sogenannten Triazole zur lokalen und systemischen antimykotischen Therapie eine wichtige Rolle. Da beide chemisch eng verwandt sind und über den gleichen Mechanismus ihre Wirkung entfalten, ist es sinnvoll, sie übergeordnet als „Azol-Antimykotika" zusammenzufassen (Abb. 1).

Betrachtet man die chemischen Strukturen der neueren Antimykotika genauer, so fällt auf, daß der für die Wirkung entscheidende heterozyklische Fünfer-Ring in dem gesamten Molekül neben den anderen Bestandteilen nur einen geringen Anteil hat, dennoch ist mit diesem Teil der Struktur die antimykotische Wirkung assoziiert (Abb. 2).

Wirkungsmechanismen

Die Azol-Antimykotika hemmen in der Pilzzelle die Synthese von Ergosterol. Da Ergosterol der wichtigste Lipidbestandteil in der Pilzzellmembran ist, werden durch diesen Eingriff zahlreiche Funktionen der Membranen (z. B. die Permeabilität und

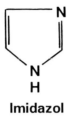 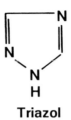

Imidazol **Triazol**

Beispiele für Antimykotika mit entsprechendem Grundgerüst (Handelsnamen):	
Imidazol-Derivate:	**Triazol-Derivate:**
A) systemische Anwendung	
Ketoconazol (NIZORAL)	Fluconazol (DIFLUCAN)
	Itraconazol (SEMPERA)
B) lokale Anwendung	
Bifonazol (MYCOSPOR)	Terconazol (TERCOSPOR)
Clotrimazol (CANESTEN)	
Econazol (EPI-PEVARYL)	
Isoconazol (TRAVOGEN)	
Miconazol (DAKTAR)	
Oxiconazol (OCERAL)	
Tioconazol (FUNGIBACID)	

Abb. 1. Die Azol-Antimykotika lassen sich in zwei Gruppen einteilen („Azole" = 5-gliedrige heterozyklische Verbindungen, die im Kern 2–4 Stickstoffatome enthalten). Nach der chemischen Grundstruktur handelt es sich um Imidazol- oder Triazol-Derivate. Nur drei Derivate (Ketoconazol, Fluconazol and Itraconazol) werden primär systemisch angewandt: sie stehen zur oralen Einnahme zur Verfügung. Fluconazol ist auch zur intravenösen Anwendung im Handel; Ketoconazol kann auch lokal angewandt werden. Die überwiegende Zahl der Azol-Antimykotika werden hauptsächlich lokal angewandt. Miconazol (DAKTAR) steht darüberhinaus auch zur systemischen Anwendung zur Verfügung (Lösung zur Infusion)

die Aktivität membrangebundener Enzyme) gestört. Wahrscheinlich führen die Azole in höheren Konzentrationen auch zu einem Anstieg des Sättigungsgrades der Fettsäuren, was ebenfalls Störungen der Membranfunktionen zur Folge hat. Es konnte ferner nachgewiesen werden, daß Ergosterol offenbar an der Regulation der Chitin-Synthese der Pilze beteiligt ist: die reduzierte Ergosterol-Synthese in Azolbehandelten Zellen führt zu einem (unkoordinierten) Anstieg der Chitin-Synthese.

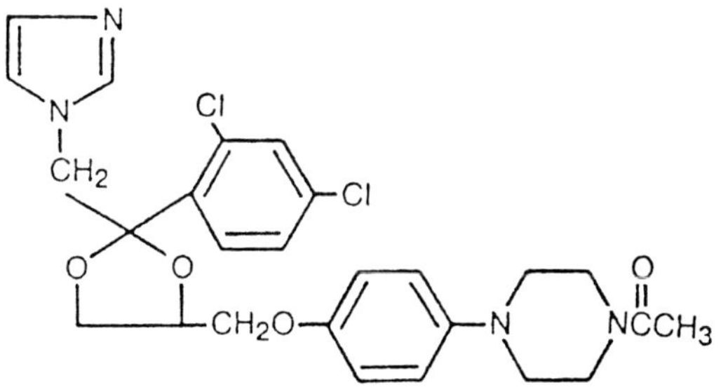

Abb. 2. Ketoconazol und Itraconazol haben eine ähnliche chemische Struktur. Ein wichtiger Unterschied besteht darin, daß der Imidazol-Rest des Ketoconazols im Itraconazol-Molekül durch einen Triazol-Ring ersetzt wurde. Auch Fluconazol ist ein Triazol-Derivat. In dem Molekül ist dieses Struktur-Merkmal zweimal vertreten. Die Substanz stellt chemisch einen tertiären Alkohol dar

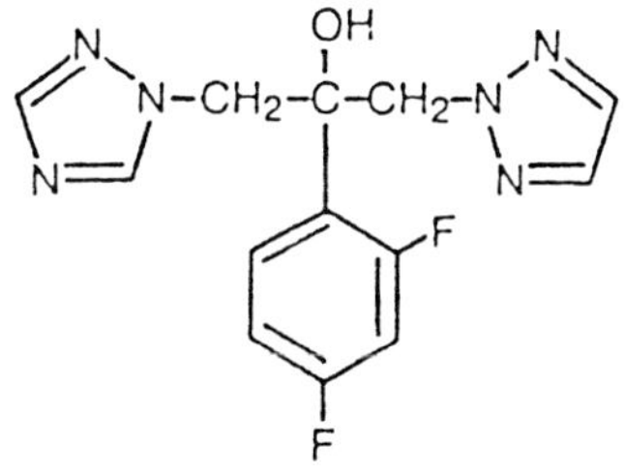

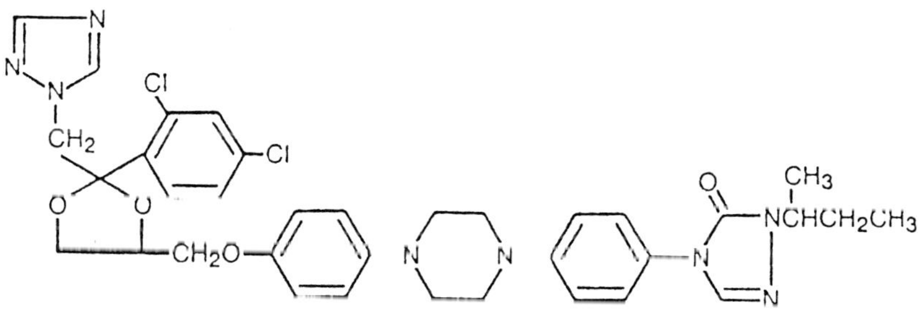

Chitin ist ein Bestandteil der *Zellwand* der Pilze und seine koordinierte Bildung ist eine Voraussetzung für eine reguläre Septenbildung.

Da der primäre Wirkungsmechanismus dieser Chemotherapeutika auch in Zusammenhang mit einigen unerwünschten Wirkungen steht, die während der Behandlung beobachtet worden sind, sollen die biochemischen Zusammenhänge noch etwas detaillierter erläutert werden.

Ergosterol entsteht physiologischer Weise durch Abspaltung von Methylgruppen aus Lanosterol in der Pilzzelle. Cytochrom P450-abhängige Monooxygenasen sind dabei die entscheidenden Enzyme. Monooxygenasen sind in der Natur weit verbreitet. Sie haben jedoch bei Bakterien, Pilzen und Säugetieren unterschiedliche Funktionen. Im Säugetierorganismus gibt es unspezifische Formen, die in der Leber unter anderem für den Arzneistoffmetabolismus verantwortlich sind und spezifische Formen, die zum Beispiel in der Nebenniere im Rahmen der Steroidbiosynthese wichtige Hydroxylierungsreaktionen katalysieren. Die Monooxygenasen, die für den Fremd- und Arzneistoffwechsel verantwortlich sind, lassen sich auch zum Teil **induzieren**, was eine Änderung und Steigerung der Enzymaktivität zur Folge haben kann (Conney 1986). In Hefezellen sind die Monooxygenasen unter anderem für die oxidative Demethylierung des Lanosterols zu Ergosterol verantwortlich (Abb. 3).

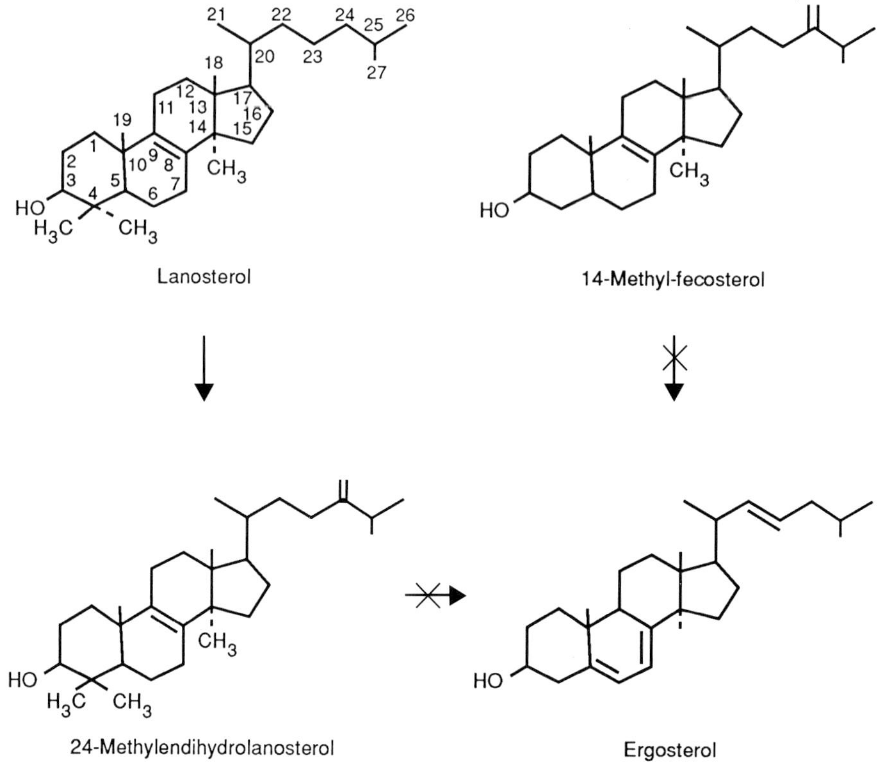

Abb. 3. Azol-Antimykotika hemmen die Ergosterol-Systhese in der Pilzzelle. Die durchgekreuzten Pfeile zeigen jene Reaktionen an, die durch diese Chemotherapeutika gehemmt werden (stark vereinfachtes Schema)

Die Monooxygenasen stellen einen Enzymkomplex aus dem Hämprotein Cytochrom P450 – von dem viele verschiedene Formen bekannt sind – und der Cytochrom P450-Reduktase – von der nur eine Form bekannt ist – dar. Sie übertragen ein Sauerstoffatom auf das Substrat und reduzieren das zweite Sauerstoffatom zu Wasser. Für die Substratspezifität ist die Cytochrom P450-Komponente des Komplexes verantwortlich.

Molekularbiologische Untersuchungen ermöglichen die Aufklärung der Aminosäuresequenzen von über 154 verschiedenen Cytochromen P450 aus den unterschiedlichsten Spezies (Bakterien, Hefen, Insekten, Säugetieren – einschließlich des Menschen); dabei wurde festgestellt, daß in allen Cytochromen P450 das Eisenion der Hämgruppe über ein Cystein mit dem Apoprotein verbunden ist. Dies und weitere Ähnlichkeiten auch von Cytochromen P450 unterschiedlichster Herkunft werden heutzutage als Hinweis auf einen gemeinsamen „Vorfahren" interpretiert, von dem sich alle existierenden Cytochrome P450 ableiten lassen (Nebert & Gonzalez 1987; Nebert et al. 1991). Solche Überlegungen sind nicht nur

Tabelle 1. Die Cytochrom P450 Super-Genfamilie

Genfamilie	Vorkommen	Funktion	Induzierbarkeit/FunktionA
I	Mensch, Säugetier	Fremdstoffmetabolismus	induzierbar durch polyzyklische Aromaten (z. B. Benzpyren)
II	Mensch, Säugetier	Fremdstoffmetabolismus	induzierbar z. b. durch Ethanol, Phenobarbital
III	Mensch, Säugetier	Fremdstoffmetabolismus	induzierbar durch Steroide
IV	Mensch (??) Säugetier	Fremdstoffmetabolismus	induzierbar z. B. durch Clofibrat
VI	Insekten	?	?
XI	Mensch, Säugetier	Steroidbiosynthese	11 β-Hydroxylase
XVII	Mensch, Säugetier	Steroidbiosynthese	Steroid-17α-Hydroxylase
XIX	Mensch, Säugetier	Steroidbiosynthese	Steroidaromatase
XXI	Mensch, Säugetier	Steroidbiosynthese	Steroid 21-Hydroxylase
LI, LII	Pflanze, Hefe	Ergosterolbiosynthese	Lanosterol-14α-Demethylase
CI, CII	Prokaryonten	?	?

theoretischer Natur, sie erleichtern auch das Verständnis möglicher Interaktionen der Azole mit dem Arzneistoffwechsel und der Steroidbiosynthese (Nebenniere, Keimdrüsen) im menschlichen Organismus (Tabelle 1). Viele Azole haben sich tierexperimentell auch als potente Induktoren der Monooxygenasen erwiesen (Rodrigues et al. 1988).

Die Azole bilden einen Komplex zwischen dem stickstoffhaltigen Heterozyklus und dem Eisenion im P450-Molekül aus und hemmen dadurch die enzymatische Aktivität (Abb. 4). In der Folge kommt es insbesondere zu einer Funktionseinbuße der 14-α-Demethylase, was einerseits den bereits erwähnten Mangel an Ergosterol zur Folge hat, aber andererseits auch zu erhöhten Konzentrationen von methylierten Vorstufen des Ergosterols in der Zelle führt. Auch dieses „Überangebot" wird als Ursache für die Membranstörungen angesehen (vanden Bossche 1985).

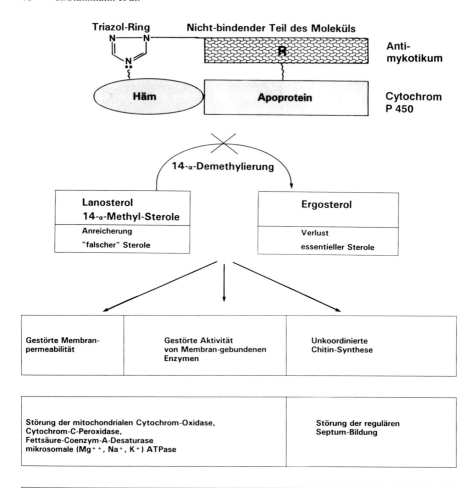

Abb. 4. In der Abbildung wird der Wirkungsmechanismus der Azol-Antimykotika zusammenfassend dargestellt (modifiziert nach Grant & Clissold 1990). Grundlage der antimykotischen Wirkung ist die Anlagerung des Moleküls an ein Cytochrom P450-Molekül in einer Pilzzelle, wie sie im oberen Teil der Abbildung schematisch dargestellt ist. Dabei lagert sich der Triazol- (oder Imidazol-)Ring an den Häm-Anteil des P450-Moleküls an; der Rest des Moleküls ist mit dem Apoprotein der Monooxygenase assoziiert. Es resultiert eine Hemmung der Monooxygenase-Aktivität; dadurch können unter anderem Demethylierungs-Reaktionen, wie zum Beispiel die Umwandlung von Lanosterol in Ergosterol, nicht mehr katalysiert werden. Durch diesen Eingriff in den Sterol-Stoffwechsel kommt es zu Störungen der Membranstruktur und Membranfunktion der Pilzzelle, was schließlich zur Inhibition diverser Enzyme führt und in einer Hemmung des Wachstums der Pilzzelle resultiert

Pharmakokinetik

Die heute relevanten Azol-Antimykotika unterscheiden sich hinsichtlich ihres Wirkungsmechanismuses offenbar nicht wesentlich – es bestehen zwar quantitative Unterschiede hinsichtlich der Affinität zu verschiedenen P450-abhängigen Monooxygenasen, qualitativ wirken jedoch alle bisher verfügbaren Derivate offenbar gleichartig. Die geringen Unterschiede der Wirkung können sich allerdings auf das antimykotische Spektrum einer Substanz aus dieser Reihe ebenso wie auf das Nebenwirkungsprofil auswirken. Deutlichere Unterschiede bestehen bei den pharmakokinetischen Eigenschaften der einzelnen Azole – sie sollen im Folgenden vergleichend dargestellt werden (Tabelle 2 und 3).

Tabelle 2. Pharmakokinetische Eigenschaften der Azol-Antimykotika (mod. nach Daneshmend & Warnock 1988, Sugar et al. 1990; Brammer et al. 1990)

Eigenschaft	Ketoconazol	Itraconazol	Fluconazol
Applikation	oral	oral	oral/i. v.
Wasserlöslichkeit	gering	gering	gut
Rel. Bioverfügbarkeit (%)	75	99	85
Cimetidin/Antazida-Effekt[1]	+++	+++	(+)
Proteinbindung (%)	>90	>90	11
Liquor/Serum Quotient (%)	<10	<10	>60
Urinausscheidung (%)	2	< 1	64

[1] Beeinträchtigung der Resorption durch Medikamente, die den pH-Wert des Magens erhöhen

Tabelle 3. Pharmakokinetische Parameter der Azol-Antimykotika* (Angaben als Mittelwert ± Standardabweichung) (mod. nach Daneshmend et al. 1984, Hardin et al. 1988, Thorpe et al. 1990)

Eigenschaft	Dosis	Ketoconazol	Itraconazol[1]	Fluconazol
Halbwertzeit (h)	100 mg	–	15.0 ± 5.7	35.4 (26.9–39.6)[2]
	200 mg	1.4 ± 0.1	20.7 ± 9.3	–
	400 mg	2.5 ± 0.3	25.0 ± 10.2	–
AUC** (mg/l×h)	100 mg	–	1.32 ± 0.65	93.0 ± 13.8
	200 mg	13.6 ± 1.2	4.16 ± 1.95	–
	400 mg	59.2 ± 6.2	12.6 ± 4.5	–
C_{max} (mg/l)	100 mg	–	0.11 ± 0.06	1.7 ± 0.3
	200 mg	3.3 ± 0.2	0.27 ± 0.08	–
	400 mg	10.6 ± 0.7	0.55 ± 0.18	–

* Die Werte wurden nach einmaliger Gabe ermittelt; insbesondere bei den Substanzen mit langer Halbwertzeit (Fluconazol und Itraconazol) wurden nach mehrfacher Gabe höhere Werte gemessen.
** Area under the curve.
[1] Die 400 mg Tagesdosis wurde in 2 Dosen von 200 mg verabreicht.
[2] Die Daten wurden aus den Angaben der Eliminationskonstanten errechnet; die Zahlen in Klammern geben den niedrigsten und den höchsten Wert von 14 Probanden wieder.

Ketoconazol

Mit Ketoconazol wurde 1981 das erste oral anwendbare Azol-Antimykotikum eingeführt. Es handelt sich um eine relativ lipophile Substanz mit einer ausreichenden, wenn auch variablen Resorption aus dem Magen-Darm-Trakt (Bioverfügbarkeit von ca. 75%). Das Ausmaß der Resorption ist von den pH-Verhältnissen im Magen abhängig (Tab. 2); da die schwache Base sich besser im sauren Milieu löst, ist die Bioverfügbarkeit deutlich reduziert bei Patienten, die mit H_2-Antagonisten wie Cimetidin behandelt werden. Die maximalen Plasmakonzentrationen nach einer Dosis von 200 mg liegen bei etwa 3–4 mg/l und steigen bei höheren Dosierungen an; interessanterweise wurden aber keine Korrelationen zwischen der Höhe der Plasmaspiegel und der klinischen Wirksamkeit – weder im Tiermodell noch bei der therapeutischen Anwendung – gesehen (Saag und Dismukes 1988).

Die Bindung an Plasmaproteine ist hoch – nur 1% der Substanz im Blut liegt ungebunden vor (Tabelle 2). Ketoconazol tritt *nicht* in ausreichendem Maße in den Liquor über. Es wird zum ganz überwiegenden Teil in der Leber metabolisiert und – nach einmaliger Gabe – mit Halbwertszeiten zwischen 1 und 3 Stunden eliminiert, wobei es Hinweise auf eine biphasische Elimination gibt. Die Eliminationshalbwertzeit erhöht sich mit steigender Dosierung (Tabelle 3). Der Anteil an unveränderter Substanz im Urin ist sehr niedrig (Daneshmend & Warnock 1988).

Die Hauptindikationen für Ketoconazol sind Pilzinfektionen bei nichtimmungeschwächten Patienten, wie Blastomykose, chronische mukokutane Candidose, Histoplasmose und Paracoccidioidomykose.

Interaktionen zwischen Ketoconazol und anderen Medikamenten

Ketoconazol kann sowohl die Aktivität der Fremdstoff-metabolisierenden Monooxygenasen als auch die der an der Steroid-Biosynthese beteiligten Monooxygenasen beeinträchtigen. Eine Reihe von Untersuchungen konnte zeigen, daß Ketoconazol den Metabolismus des Immunsuppressivums Cyclosporin A hemmt. Weiterhin inhibiert Ketoconazol einen Stoffwechselweg im Metabolismus des Chlordiazepoxides, was zu einer reduzierten Clearance führt. Es sind Fallberichte über Interaktionen von Ketoconazol mit Warfarin und Rifampicin veröffentlicht worden (Daneshmend & Warnock 1988). Auf eine Beeinflussung der Steroidbiosynthese sind endokrinologische Störungen wie Gynäkomastie, Libidoverlust und Potenzstörungen zurückzuführen, die bei höheren therapeutischen Dosen von 800 bis 1200 mg pro Tag beobachtet wurden (Pont et al. 1984). Bereits bei einer Dosis von 600 mg kann es zu einem vorübergehenden Absinken der Plasmakonzentrationen von Testosteron und Östradiol kommen (Pont et al. 1985). Eine Beeinträchtigung der ACTH-induzierten Kortisol-Ausschüttung wurde ebenfalls beschreiben. Höhere Dosierungen sind eingesetzt worden, um die Kortisolspiegel bei Patienten mit Morbus Cushing zu senken (Shepherd et al. 1985).

Itraconazol

In den Strukturformeln der beiden neueren Azol-Antimykotika Fluconazol und Itraconazol ist als charakteristisches Merkmal anstelle des Imidazol-Ringes ein Triazol-Ring enthalten (Abb. 1; Abb. 2). Trotz dieses gemeinsamen Merkmales unterscheiden sich die beiden Substanzen in vieler Hinsicht. Mit beiden Substanzen liegen derzeit noch nicht so umfangreiche therapeutische Erfahrungen wie mit Ketoconazol vor: im Gegensatz zu Ketoconazol sind Itraconazol und Fluconazol erst seit kurzem in Deutschland im Handel.

Itraconazol wurde erstmals 1980 synthetisiert (van Cauteren et al. 1987); es besitzt eine enge chemische Verwandtschaft mit Ketoconazol. Die *in-vitro-* und *in-vivo*-Untersuchungen deuteten auf eine bessere Wirksamkeit des neuen Derivates – zum Beispiel bei Aspergillen – hin (Tabelle 4). Direkte, *in vitro* durchgeführte Vergleiche der antimykotischen Aktivität dieser Chemotherapeutika werden durch mehrere Umstände erschwert. Dazu gehören vor allem die unterschiedlichen Testmethoden zur Bestimmung der antimikrobiellen Aktivität; die entsprechenden Untersuchungsverfahren sind zum Beispiel nicht standardisiert (Medium, pH-Wert, Inokulum). Da diese Substanzen oftmals auch nur eine allmähliche Wachstumshemmung bei steigender Wirkstoff Konzentration verursachen, sind die MHK-Werte (= minimale Hemmkonzentration) oft nur schwierig bestimmbar. Aufgrund dieser Situation besitzt die *in- vivo*-Untersuchung der Wirksamkeit an infizierten Tieren eine besondere Bedeutung (Saag und Dismukes 1988).

Nach oraler Gabe zusammen mit Nahrung wird Itraconazol nahezu vollständig resorbiert (Tabelle 2); bei Nüchterngabe liegt die Absorptionsquote jedoch nur bei 30%. Dieses Verhalten der Substanz muß vor allem berücksichtigt werden, wenn schwerkranke Patienten, die oral keine oder nur wenig Nahrung aufnehmen, behandelt werden. Unzureichende Plasmaspiegel wurden zum Beispiel auch bei Patienten unter antineoplastischer Therapie, die unter häufigem Erbrechen litten, festgestellt (Tricot et al. 1987; Van Cauteren 1987; Grant und Clissold 1989).

In einer ausführlichen Untersuchung zum pharmakokinetischen Verhalten der Substanz wurde Itraconazol bei 5 gesunden Probanden über den Zeitraum von

Tabelle 4. Antimykotische Eigenschaften von 3 Azol-Antimykotika (modifiziert nach Sugar et al. 1990)

	Ketoconazol	Itraconazol	Fluconazol
In-vitro-Aktivität			
gegen *Aspergillus*	–	+	+ (?)
gegen *Cryptococcus*	±	+	++
Relative Wirkung gegen *Candida:*			
in vitro	1	1	1/16
in vivo	1	4–8	20

– = keine Aktivität, + mäßige Aktivität, ++ = ausgeprägte Aktivität

jeweils 2 Wochen in 3 verschiedenen Dosierungsregimen untersucht; im Anschluß an jeden Versuchsabschnitt wurde jeweils ein einnahmefreies Intervall von 2 Wochen eingehalten. Es wurden die folgenden Dosierungen zusammen mit einem Standard-Frühstück verabreicht:
a) 100 mg einmal täglich,
b) 200 mg einmal täglich oder
c) 200 mg zweimal täglich.

Plasma- und Urinproben wurden mit einer HPLC-Methode analysiert. In der Tabelle 3 werden die nach einmaliger Gabe ermittelten Parameter zusammengefaßt. Es zeigte sich zunächst eine erhebliche interindividuelle Variabilität der Plasmakonzentrationen. Das Medikament wurde nur langsam resorbiert – die Spitzenspiegel wurden etwa 3 bis 6 Stunden nach der Einnahme gemessen. In Abhängigkeit von der Tagesdosis zeigten sich deutliche Unterschiede nicht nur bei den Spitzenkonzentrationen im Plasma [0,11 mg/l (*einmalige Gabe von 100 mg*) bis 1,98 mg/l (*mehrfache Gabe von 400 mg*)], sondern auch bei den anderen Parametern wie Eliminations-Halbwertzeiten und den AUC-Werten (Fläche unter der Kurve; Maß für die Bioverfügbarkeit eines Arzneimittels). Während am ersten Tag der Studie nach Einnahme der niedrigsten Dosis (100 mg) die Halbwertzeit mit 15 Stunden bestimmt wurde (Tab. 4), lag dieser Wert am letzten Tag der Untersuchung unter der Gabe von 400 mg/Tag bei 41,7 Stunden. Die AUC-Werte am 1. Tag der Untersuchung lagen zwischen 1,3 und 12,6 mg/l$\times$h (Tabelle 4) und am letzten Tag der Studie zwischen 5,3 und 39,3 mg/l$\times$h (jeweils für die niedrigste und höchste Dosis). Itraconazol wird in der Leber metabolisiert. Die Ausscheidung im Urin war sehr gering. In den meisten Fällen war die unveränderte Substanz nicht nachweisbar, Angaben über die Ausscheidung von Metaboliten werden in der Veröffentlichung nicht gemacht (Hardin et al. 1988).

Itraconazol wird in hohem Maße an Plasmaproteine gebunden; nur 0,2% der Substanz liegen als freier Wirkstoff vor. Obwohl offenbar die Gewebepenetration von Itraconazol gut ist, werden im Liquor keine relevanten Konzentrationen gemessen (Grant and Clissold 1989).

Der klinische Stellenwert des Itraconazols läßt sich derzeit noch nicht sicher beurteilen. Größere vergleichende Untersuchungen bei systemischen Pilzinfektionen stehen noch aus. Denning et al. (1991) berichten über *„variable"* Behandlungsergebnisse bei AIDS-Patienten mit pulmonaler Aspergillose, die entweder mit Amphotericin B oder Itraconazol behandelt werden.

Interaktionen zwischen Itraconazol und anderen Medikamenten

Ausreichende Informationen über mögliche Veränderungen in der Pharmakokinetik bei gleichzeitiger Verabreichung von anderen Arzneimitteln liegen zur Zeit noch nicht vor. Obwohl die Affinität zu menschlichen Cytochromen P450 relativ gering ist, wurden Veränderungen der Plasmakonzentrationen von Cyclosporin A bei gleichzeitiger Gabe beider Arzneimittel beobachtet und Plasmaspiegelbestimmungen während einer Kombinationstherapie werden empfohlen (Grant and Clissold 1989). Da die Wechselwirkung nicht sofort beobachtet wurde, sondern erst nach einiger Zeit auftrat, ist vermutet worden, daß der Effekt eher durch einen Metaboliten, als durch das Medikament selbst verursacht wird (Trenk et al. 1987).

Fluconazol

Das Ziel bei der Entwicklung von Fluconazol war die Synthese eines Derivates, das weniger lipophil sein sollte, als die bisher bekannten Azole. Die Substanz sollte auch als intravenöse Zubereitung herstellbar sein und nach Möglichkeit keine ausgeprägte Interaktion mit den Monooxygenasen des Menschen aufweisen. Aus einer Reihe von halogenierten Triazol-Derivaten, die chemisch betrachtet tertiäre Alkohole darstellen, ging schließlich Fluconazol hervor (Richardson et al. 1990).

Fluconazol war bei *in-vitro*-Untersuchungen zum Teil deutlich *schwächer* wirksam als Ketoconazol (Tabelle 4). Da es aber eine gute Gewebegängigkeit aufweist und *nicht* in hohem Maße an Plasmaprotein gebunden wird, war es bei *in-vivo*-Untersuchungen dem Vergleichspräparat überlegen. Diese Erkenntnisse machen besonders deutlich, daß die pharmakokinetischen Eigenschaften mitberücksichtigt werden müssen, wenn verwandte Chemotherapeutika hinsichtlich ihrer Aktivität beurteilt werden sollen (Galgiani 1990; Tarbit 1990; Troke et al. 1990)

Nach oraler Gabe wird Fluconazol innerhalb von 2 Stunden nahezu vollständig resorbiert. Die Bioverfügbarkeit wird durch Nahrungsaufnahme nicht signifikant reduziert (Tabelle 2). Nach einmaliger Gabe von 100 mg bis 400 mg wurden bei gesunden Probanden mittlere Plasmakonzentrationen zwischen 1,7 und 6,7 mg/l gemessen (Thorpe et al. 1990; Grant & Clissold 1990). Bei mehrfacher Gabe liegen die Konzentrationen etwa 2–3mal höher. Die Bindung an Plasmaeiweiß ist mit 11% niedrig, das Verteilungsvolumen beträgt 0,8 l/kg Körpergewicht. Die Konzentrationen in Körperflüssigkeiten wie Liquor, Speichel, Sputum und Vaginalsekret entsprechen etwa den Plasmakonzentrationen. Fluconazol wird überwiegend renal eliminiert, bis zu 80% der Substanz finden sich unverändert im Urin. Die Eliminations-Halbwertzeit beträgt etwa 35 Stunden (Tabelle 3) und verlängert sich bei eingeschränkter Nierenfunktion. In diesen Fällen muß die Dosierung reduziert werden (Grant & Clissold 1990).

Fluconazol scheint insbesondere zur Verminderung von Rezidiven einer Cryptococcen-Infektion bei AIDS-Patienten infrage zu kommen. Die bisherigen klinischen Ergebnisse sind vielversprechend (Bozzette et al. 1991).

Interaktionen zwischen Fluconazol und anderen Medikamenten

Da aufgrund des Wirkungsmechanismus der Azole auch im menschlichen Organismus eine Beeinflussung der hepatischen Monooxygenasen erwartet werden kann und da nach Ketoconazol klinisch relevante Arzneimittelinteraktionen häufig beschrieben worden sind, wurden diesbezüglich relativ umfangreiche Untersuchungen mit Fluconazol durchgeführt (Lazar und Wilner 1990). Dabei zeigte sich insgesamt nur ein geringes Interaktions-Potential des Fluconazols (Tabelle 5). Kein Einfluß bestand zum Beispiel auf die Kinetik von Antipyrin oder die Inhaltsstoffe eines oralen Kontrazeptivums (Ethinylestradiol, Norgestrel).

Tabelle 5. Einfluß von Fluconazol auf die Kinetik von anderen Arzneimitteln (modifiziert nach Lazar & Wilner 1990)

Kombination		Anstieg der AUC
Fluconazol	+ Antipyrin	kein Effekt
	+ Hormone	kein Effekt
	+ Cyclosporin A	19%
	+ Tolbutamid	59%
	+ Phenytoin	75%

Die simultane Verabreichung des Immunsuppressivums Cyclosporin A mit Fluconazol ließ einen geringen Anstieg der AUC-Werte erkennen (4,59 auf 5,46 mg/ 1×h). Obwohl die Veränderungen insgesamt gering sind, wird – auch unter dem Eindruck einiger kasuistischer Mitteilungen – empfohlen, die Plasmaspiegel von Cyclosporin A bei gleichzeitiger Gabe von Fluconazol (ab 100 mg) zu überwachen. Deutlicher waren die Einflüsse des Fluconazols auf die Kinetik von Tolbutamid und Phenytoin ausgeprägt, doch kann insgesamt festgestellt werden, daß das Potential des Triazol-Derivates in dieser Hinsicht geringer ist, als das des Ketoconazols.

Fluconazol hatte keinen Einfluß auf die Plasmakonzentrationen von Testosteron und Cortisol, doch kann es bei Patienten, die mit Antikoagulantien behandelt werden, zu einer Senkung der Thromboplastin-Zeit bei gleichzeitiger Gabe von Fluconazol kommen.

Andererseits gibt es Beispiele für ein verändertes pharmakokinetisches Verhalten von Fluconazol bei gleichzeitiger Gabe anderer Arzneimittel. Bei gleichzeitiger Verabreichung von Rifampicin ist zum Beispiel die AUC des Antimykotikums signifikant von 161 mg/l×h auf 124 mg/l×h ($p < 0,002$) erniedrigt (Tabelle 6). Die gleichzeitige Einnahme von Cimetidin und Fluconazol (100 mg) war mit ca. 20% niedrigeren maximalen Plasmaspiegeln und einer 13%igen Reduktion der AUC (Fläche unter Kurve) des Fluconazols verbunden (Lazar und Wilner 1990).

Tabelle 6. Einfluß von Rifampicin auf die Kinetik von Fluconazol (modifiziert nach Lazar & Wilner 1990)

Tag	Behandlung	c_{max} (mg/l)	AUC (mg/l× h)	HWZ (h)
1	Fluconazol + Rifampicin	3,27	161	32,9
	Fluconazol + Placebo	3,39	152	31,7
22	Fluconazol + Rifampicin	3,21	124*	26,3*
	Fluconazol + Placebo	3,14	153	32,1

* Die gleichzeitige Gabe von Fluconazol und Rifampicin führte innerhalb der Behandlungsperiode zu einer Reduktion der Halbwertzeit um 22% und zu einer Reduktion des AUC-Wertes um 23% ($p < 0,002$)

Zusammenfassung

Fluconazol und Itraconazol sind zwei neue Azol-Antimykotika, die systemisch angewendet werden können. Wie alle anderen Azol-Antimykotika greifen sie in die Ergosterolsynthese der Pilzzelle ein und stören damit die Funktionen der Membran und der dort lokalisierten Enzyme. Die *in-vitro*-Aktivität von Itraconazol und Fluconazol gegen *Cryptococcus* ist höher als die von Ketoconazol, dem bisher einzigen systemisch anwendbaren Imidazolderivat. Gegenüber *Candida* ist Fluconazol *in vitro* schlechter wirksam als Ketoconazol und Itraconazol, allerdings ist die *in-vivo*-Aktivität des Fluconazols gegen *Candida* deutlich höher, als die des Ketoconazols. Klinisch relevant sind die pharmakokinetischen Unterschiede der beiden neuen Verbindungen im Vergleich zum Ketoconazol. Fluconazol ist hydrophil genug um eine parenterale Applikation zu ermöglichen; die Substanz wird überwiegend unverändert renal eliminiert. Das Antimykotikum geht in erheblichem Umfange in den Liquor über und ermöglicht die Therapie bzw. Rezidivprophylaxe von Cryptococcen-Meningitiden. Itraconazol wird ausschließlich oral verabreicht und über die Leber metabolisiert und eliminiert. Beide Substanzen zeigen nach den bisher vorliegenden Daten ein geringeres Interaktionspotential mit den Monooxygenasen des Menschen als Ketoconazol.

Literatur

Bozzette SA, Larsen RA, Chiu J, Leal MAE, Jacobsen J, Rothman P, Robinson P, Gilbert G, McCutchan JA, Tilles J, Leedom JM, Richman DD and the California treatment group (1991) A placebo-controlled trial of maintenance therapy with fluconazole after treatment of cryptococcal meningitis in the acquired immunodeficiency syndrome. N Engl J Med 324:580–584

Brammer KW, Farrow PR, Faulkner JK (1990) Pharmacokinetics and tissue penetration of fluconazole in humans. Rev Infect Dis 12 (Suppl 1):S 318–S 326

Conney AH (1986) Induction of microsomal cytochrome P-450 enzymes: The first Bernhard B. Brodie lecture at Pennsylvannia State University. Life Sci 39:2493–2518

Daneshmend TK, Warnock DW (1988) Clinical pharmocokinetics of ketoconazole. Clin Pharmacokin 14:13–34

Daneshmend TK, Warnock DW, Ene MD, Johnson EM, Potten MR, Richardson MD, Williamson PJ (1984) Influence of food on the pharmacokinetics of ketoconazole. Antimicrob Agents Chemother 25:1–3

Denning DW, Follansbee SE, Scolaro M, Norris S, Edelstein H, Stevens DA (1991) Pulmonary aspergillosis in the acquired immunodeficiency syndrome. N Engl J Med 324:654–662

Drouhet E, Dupont B (1987) Evolution of antifungal agents: past, present, and future. Rev Infect Dis 9 (Suppl 1):S 4–S 14

Galgiani IN (1990) Suscetibility of Candida albicans and other yeasts to fluconazole: relation between in vitro and in vivo studies. Rev Inf Dis 12 (Suppl 3):S 272–S 275

Grant SM, Clissold SP (1989) Itraconazole. A review of its pharmacodynamic and pharmacokinetic properties, and therapeutic potential in superficial and systemic mycoses. Drugs 37:310–344

Grant SM, Clissold SP (1990) Fluconazole. A review of its pharmacodynamic and pharmacokinetic properties, and therapeutic potential in superficial and systemic mycoses. Drugs 39:877–916

Hardin TC, Graybill JR, Fetchick R, Woestenborghs R, Rinaldi MG, Kuhn JG (1988) Pharmacokinetics of intraconazole following oral administration to normal volunteers. Antimicrob Agents Chemother 32:1310–1313

Lazar JD, Wilner KD (1990) Drug interactions with fluconazole. Rev Infect Dis 12 (Suppl 1):S 327–S 333

Nebert DW, Gonzalez FJ (1987) P-450 genes: structure, evolution, and regulation. Ann Rev Biochem 56:945–993

Nebert DW, Nelson DR, Coon MJ, Estabrook RW, Feyereisen R, Fujii-Kuriyama Y, Gonzalez FJ, Guengerich FP, Gunsalus IC, Johnson EJ, Loper JC, Sato R, Waterman MR, Waxman DJ (1991) The P450 gene superfamily: Update on new sequences, gene mapping, and recommended nomenclature. DNA 10:1–14

Pont A, Graybill JR, Craven PC, Galgiani JN, Dismuks WE, Reitz RE, Stevens DA (1984) High-dose ketoconazole therapy and adrenal and testicular function in humans. Arch Intern Med 144:2150–2153

Pont A, Goldman ES, Sugar AM, Siiteri PK, Stevens DA (1985) Ketoconazole-induced increase in estradiol-testosterone ratio. Probable explanation for gynecomastia. Arch Intern Med 145:1429–1431

Richardson K, Cooper K, Marriott MS, Tarbit MH, Troke PF, Whittle PJ (1990) Discovery of fluconazole, a novel antifungal agent. Rev Inf Dis 12 (Suppl 3):S 267–S 271

Rodrigues AD, Waddell PR, Ah Sing E, Morris BA, Wolf CR, Ioannides C (1988) Induction of the rat hepatic microsomal mixed-function oxidases by 3 imidazole-containing antifungal agents: Selectivity for the cytochrome P450IIB and P450III families of cytochromes P450. Toxicol 50:283–301

Saag MS, Dismukes WE (1988) Azole antifungal agent: Emphasis on new triazoles. Antimicrob Agents Chemother 32:1–8

Shepherd FA, Hofert B, Evans WK, Emery G, Trachtenberg J (1985) Ketoconazole. Use in the treatment of ectopic adrenocorticotropic hormone production and Cushing's syndrome in small-cell lung cancer. Arch Intern Med 145:863–864

Sugar AM, Stern JJ, Dupont B (1990) Overview: treatment of cryptococcal meningitis. Rev Infect Dis 12 (Suppl 3):S 338–S 348

Tarbit MH (1990) Pharmacokinetic aspects of antifungal therapy. In: Ryley JF (Ed) Chemotherapy of fungal diseases, Springer, Berlin Heidelberg New York, pp 183–204

Thorpe JE, Baker N, Bromett-Petit M (1990) Effect of oral antacid administration on the pharmacokinetics of oral fluconazole. Antimicrob Agents Chemother 34:2032–2033

Trenk D, Brett W, Jähnchen E, Birnbaum D (1987) Time course of cyclosporine/itraconazol interaction. Lancet II:1335–1336

Tricot G, Joosten E, Boogaerts MA, Vande Pitte J, Cauwenbergh G (1987) Ketoconazole versus Itraconazole for antifungal prophylaxis in patients with severe granulocytopenia: Preliminary results of two non-randomized studies. Rev Infect Dis 9 (Suppl 1):S94–S99

Troke PF, Andrews RJ, Pye GW, Richardson K (1990) Fluconazole and other azoles: translation of in vitro activity to in vivo and clinical efficacy. Rev Inf Dis 12 (Suppl 3):S 276–S 280

Van Cauteren H, Heykants J, de Coster R, Cauwenbergh G (1987) Itraconazole: pharmacologic studies in animals and humans. Rev Inf Dis 9 (Suppl 1):S 43–S 46

Vanden Bossche H (1985) Biochemical targets for antifungal azole derivatives: hypothesis on the mode of action. Curr Top Med Mycol 1:313–351

Die antimykotische Chemotherapie opportunistischer Pilzinfektionen

A. Polak

Einleitung

Die Einführung von Itraconazol und Fluconazol brachte große Fortschritte in die Therapie opportunistischer Pilzinfektionen. Die Kliniker können heutzutage zwischen 5 verschiedenen systemisch wirksamen Antimykotika wählen, nämlich Amphotericin B (Amph B), liposomales Amphotericin B, 5-Flucytosin (5-FC), Itraconazol (ITRA) und Fluconazol (FLU). Die neuen Triazol-Derivate haben sich neben der Dermatologie und Gynäkologie bei folgenden opportunistischen Pilzinfektionen etabliert: die oropharyngeale und gastrointestinale Candidose spricht gut auf Fluconazol an [14, 21]. Beide, Itraconazol [36, 38] und Fluconazol [32], werden erfolgreich bei der Erhaltungstherapie bei Cryptococcose bei AIDS-Patienten eingesetzt. Bei invasiver Aspergillose und beim Aspergillom erzielte ITRA in gewissen Fällen Heilungen, in anderen nicht [9, 12, 36, 37]. Für beide Indikationen ist die klinische Prüfung noch nicht ganz abgeschlossen. Doch zeigt sich auch an diesem Horizont ein Lichtblick. Das liposomale Amph B wirkte in mehreren Fällen von therapieresistenten Pilzinfektionen kurativ [41]. Das ideale Antimykotikum zur Bekämpfung opportunistischer Pilzinfektionen existiert aber noch immer nicht. Es bleiben noch viele Probleme zu lösen.

Die Zahl der opportunistischen Pilzinfektionen steigt stetig an [2, 3]. Dieser Anstieg beruht teilweise auf der großen Zahl von AIDS-Patienten, die besonders empfänglich für oropharyngeale Candidose und Cryptococcen-Meningitis sind, aber auch die Krebstherapie und Leukämie können Risikofaktoren bei opportunistischen Pilzinfektionen sein. Bei solchen immungeschwächten Patienten sollte das eingesetzte Antimykotikum sehr rasch wirksam sein und nicht nur fungistatisch, sondern hauptsächlich fungizid wirken. Nur Amph B, das aber mit unerwünschten Nebenwirkungen belastet ist, zeigt auch in vivo eine fungizide Wirksamkeit. Eine Kombinationstherapie, wie sie für viele bakterielle Infektionen üblich und erfolgreich angewendet wird, könnte auch bei der Behandlung von opportunistischen Pilzinfektionen Vorteile bringen: z. B. Reduktion der toxischen Komponente, Verhinderung der Resistenzentwicklung, verbesserte, vor allem fungizide Wirksamkeit, breiteres Spektrum.

Kombinationstherapie bei experimentellen Mykosen

Die unterschiedlichsten Kombinationen systemisch wirksamer Antimykotika wurden in verschiedenen Tiermodellen untersucht [22–27]. Die meisten Arbeiten existieren über die Kombination von 5-FC + Amph B, welche synergistisch bei Candidose und Cryptococcose wirkt, nicht nur in normalen, sondern auch in neutropenischen Tieren [21–27, 34]. Die Resultate mit der Kombination Amph B + Azole hängt sowohl von der Art des Modells wie auch vom Pilzstamm ab. Amph B + KETO, FLU oder ITRA zeigen in allen Untersuchungen bei Cryptococcose Synergismus, Antagonismus wurde nie beobachtet. Dagegen wirken bei Candidose und Aspergillose Amph B + Ketoconazol stark antagonistisch [22, 24, 26, 29]. Die Kombinationen von Amph B mit ITRA oder mit FLU zeigen meistens Indifferenz oder nur schwachen Antagonismus. 5-FC darf mit allen Imidazol- und Triazol-Derivaten kombiniert werden. In Tierversuchen wurde nie ein Antagonismus festgestellt. 5-FC + ITRA oder 5-FC + FLU sind gleich stark synergistisch wirksam wie 5-FC + Amph B bei Candidose und Cryptococcose. Tabelle 1 faßt die Ergebnisse aus verschiedenen Tierversuchen zusammen.

Auch Dreierkombinationen wurden untersucht [26]. Dreierkombinationen mit KETO sind generell antagonistisch bei Candidose und Cryptococcose. Mit ITRA + 5-FC + Amph B wird keine Wirkungsverstärkung erreicht, sowohl bei Candidose wie bei Aspergillose. Es tritt eher eine Verschlechterung ein, besonders bei niedrigen Dosen, sowohl des Triazols als auch des Amph B. Beide Dreierkombinationen zeigen einen starken Synergismus bei Cryptococcose, die besten Heilungserfolge erreicht man in diesem Modell mit 5-FC + Amph B + FLU.

Basierend auf den Tierversuchen konnten folgende Voraussagen für eine Kombinationstherapie bei Humanchemotherapie gemacht werden: 5-FC kann mit Amph B, ITRA oder FLU eine Wirkungsverstärkung verursachen, bei allen drei opportunistischen Pilzinfektionen, Candidose, Cryptococcose und Aspergillose. Eine Kombination von Amph B mit Azolen sollte vermieden werden, außer bei Cryptococcose, wo auch die Dreierkombination 5-FC + Amph B + FLU eine Wirkungsverstärkung hervorrufen konnte.

Cryptococcose

Ob die Kombinationen wirklich auch für die Humanmedizin einen Fortschritt gegenüber der Monotherapie bringen, wurde nur mit einer einzigen Kombination in einer einzigen Indikation bisher richtig klinisch geprüft. Dabei erwies sich die Kombination von 5-FC + Amph B gegenüber der Amph B-Monotherapie bei Cryptococcen-Meningitis bei Nicht-AIDS-Patienten der Amph B-Monotherapie als signifikant überlegen [5, 10]. Der Krankheitsverlauf der Cryptococcose bei AIDS ist unterschiedlich zu dem bei Nicht-HIV-Infizierten. Bei dieser Indikation muß die Initialtherapie durch eine Erhaltungstherapie ergänzt werden, damit Rezidive verhindert werden können. In den Jahren 1986–1987 wurden große Erwartungen in FLU als Initialtherapie bei Cryptococcose in AIDS-Patienten gesetzt. FLU hat eine gewisse Wirksamkeit in dieser Indikation; z. B. wurden 33 von

Tabelle 1. Kombinationstherapie bei experimentellen Pilzinfektionen

	Candidose	Cryptococcose	Aspergillose	Histoplasmose Blastomykose	Chromomykose Wangiellose
Amph B + Rif	ADD	–	SYN	SYN	–
Amph B + 5-FC	ADD/SYN	ADD/SYN	INDIFF/SYN	–	SYN
Amph B + KETO	ANT/SYN	SYN	ANT	INDIFF (SYN)	–
Amph B + ITRA	INDIFF/ANT	ADD	INDIFF/ANT/SYN	–	–
Amph B + FLU	INDIFF/ANT	ADD	INDIFF/ANT/SYN	–	–
5-FC + KETO	ADD/SYN	INDIFF	SYN/INDIFF	–	INDIFF
5-FC + ITRA	ADD/SYN	INDIFF/ADD	–	–	–
5-FC + FLU	ADD/SYN	INDIFF/SYN	–	–	SYN

Amph B = Amphotericin B, Rif = Rifampicin, KETO = Ketoconazol, ITRA = Itraconazol, 5-FC = 5-Flucytosin, FLU = Fluconazol, ANT = antagonistisch, ADD = additiv, SYN = synergistisch, INDIFF = indifferent, – = nicht getestet

46 behandelten Patienten als geheilt entlassen [28, 31, 32, 33]. Diese Zahlen stammen aber nicht aus echten klinischen Prüfungen, sondern waren Einzelbeobachtungen. Seit 1987 wurden zwei sorgfältig kontrollierte klinische Prüfungen eingeleitet, die FLU-Monotherapic mit Amph B allein oder in Kombination mit 5-FC verglichen. Am ICAAC 1990 [41] wurde ein Zwischenbericht der Mycosis Study Group publiziert: bei 105 Patienten, die teilweise mit Fluconazol-Monotherapie, teilweise mit Amph B-Monotherapie behandelt wurden, zeigte sich bei beiden Therapien eine Heilungsrate von 50%, die Todesrate war ebenfalls gleichmäßig verteilt zwischen den beiden Gruppen, nämlich je 23%. Demgegenüber zeigte eine kleinere klinische Studie [16], die die FLU-Monotherapie mit der Kombination 5-FC + Amph B – der Standard-Therapie – verglich, daß die Kombinationstherapie der FLU-Monotherapie hoch überlegen ist. Nur 8 von 14 (57%) Patienten wurden geheilt unter FLU-Monotherapie, wogegen alle 6 Patienten (100%), die mit der Kombinationstherapie behandelt wurden, überlebten. Letztere Studie zeigt, daß FLU-Monotherapie als Initialtherapie der Kombinationstherapie unterlegen ist. Es wäre lohnenswert, in einer klinischen Studie zu untersuchen, ob 5-FC + FLU-Kombinationen gleiche Heilungserfolge zeigen wie 5-FC + Amph B. Mit der neueren Kombination könnten viele toxikologische Probleme, die man bei der Kombination 5-FC + Amph B beobachtet, vermieden werden.

In Europa wird bei Cryptococcose bei AIDS erfolgreich 5-FC + Amph B als Initialtherapie eingesetzt, und als Erhaltungstherapie werden sowohl FLU als auch ITRA verwendet. In einigen Kliniken versucht man neuere Wege einzuschlagen und neuere Kombinationen zu prüfen. 5-FC + ITRA führte zu einer schnelleren Sterilisation des Liquors als die ITRA-Monotherapie [36, 37]. FLU und Amph B waren kurativ bei zwei AIDS-Patienten mit Cryptococcose [35]. In Frankfurt wird als Initialtherapie die Dreierkombination 5-FC + FLU + Amph B erfolgreich eingesetzt [15]. Aus diesen klinischen Berichten ist ersichtlich, daß sich die positiven Resultate der Kombinationstherapie, die wir in Tierversuchen beobachtet haben, auch in der Humanchemotherapie bestätigen lassen.

Candidose

In der Zwischenzeit hat sich 5-FC + Amph B auch bei der Candidose als „Goldstandard" bewährt [13, 38, 39]. Bei neutropenischen Patienten ist die Kombination der Amph B-Monotherapie überlegen, speziell wenn der Erreger *Candida tropicalis* ist [2, 26].

Candida-Peritonitis ist oft ein Problem bei CAPD-Patienten und die Strategie der antifungalen Therapie bei dieser Patientengruppe ist unter den Klinikern umstritten. Einige Autoren erreichen eine Heilung nur bei gleichzeitiger Entfernung des Katheters. Demgegenüber stehen die Arbeiten von Cheng und Mitarbeitern [8, 30], die eindeutig zeigen konnten, daß zwar bei Monotherapie der Katheter entfernt werden muß, um eine Heilung zu erzielen; hingegen kann mit einer Kombinationstherapie (5-FC + Amph B oder + ein Azol) eine Heilung ohne Entfernung des Katheters erreicht werden [26].

Auch bei Frühgeborenen sind systemische Mykosen, durch *Candida* verursacht, oft ein Problem [4]. Amph B + 5-FC zeigt zwar eine hohe Erfolgsrate, doch wird Amph B von Frühgeborenen sehr schlecht vertragen. Eine alternative Therapie, womöglich mit FLU, wäre in dieser Indikation dringend nötig.

Bei Heroinabhängigen existiert ein neuartiges *Candida*-Syndrom, das meistens nur die Haut befällt [11]. Die Monotherapie mit Ketoconazol oder einem neueren Triazol-Derivat ist sehr wirksam; es gibt aber manchmal Komplikationen, bei denen auch das Auge mit *Candida* infiziert wird. In diesen Fällen wirkt die Kombinationstherapie signifikant schneller als die etwas langsamer wirksame Monotherapie, und das Augenlicht kann dadurch meistens gerettet werden. In einigen Fällen ist neben der Haut auch der Knochen befallen. Osteoarthritis kann nur durch eine Kombinationstherapie geheilt werden. Hohe Erfolgsraten wurden mit 5-FC + KETO beobachtet, aber auch mit 5-FC + Amph B. Bei dieser Indikation könnten auch die Triazole ITRA und FLU als Kombinationspartner verwendet werden; klinische Daten darüber existieren aber heutzutage noch nicht [26].

Aspergillose

Invasive Aspergillose spricht generell schlecht auf antifungale Therapie an. Deshalb versucht man, mit verschiedensten hygienischen Maßnahmen und prophylaktischen Therapien eine invasive Aspergillose überhaupt zu verhindern. Als Prophylaxe wird mit großem Erfolg intranasaler Amph B-Spray eingesetzt [19, 20].

Bei Durchsicht der Literatur ergab sich eine 46–47%ige Heilungsrate mit Amph B-Monotherapie, eine 60%ige mit der Kombination 5-FC + Amph B [26]. Diese Daten scheinen keine überzeugenden Argumente für die Überlegenheit einer Kombinationstherapie zu geben. Jedoch publizierte Burch und Mitarbeiter vor kurzem [7] eine 90%ige Heilungsrate bei neutropenischen Leukämie-Patienten mit dieser Kombination. Er verwendete im Gegensatz zu den andern Autoren eine sehr hohe Amph B-Dosis, nämlich 1,5 mg/kg, und kombinierte diese mit der normalen (150 mg/kg) 5-FC-Dosis, ohne dabei eine erhöhte Toxizität zu beobachten. Auch Walsh und Pizzo [38] empfehlen die Anwendung von 5-FC + Amph B bei Aspergillosen. Sie postulieren eine Kombinationstherapie hauptsächlich zu Beginn der Krankheit, wobei sie später auf eine Amph B-Monotherapie übergehen. In Zukunft könnte bei dieser Indikation eine Kombination von 5-FC + ITRA sehr wohl eine verbesserte Heilungsrate erbringen, doch bis heute existieren noch keine klinischen Untersuchungen in dieser Richtung [26].

Es sei hier speziell auf eine vor kurzem erschienene Arbeit von Dupont [12] hingewiesen, in der von der erfolgreichen Behandlung invasiver Aspergillosen mit ITRA berichtet wird. Einige wenige seiner Patienten wurden mit einer Kombination von Amph B + ITRA behandelt. Alle diese Patienten starben an der Krankheit. Dies ist ein erster klinischer Hinweis, daß Amph B mit ITRA antagonistisch wirkt, wie dies auch aus Versuchen in vitro und in Tierexperimenten voraussagbar ist.

Alle bis jetzt erwähnten klinischen Daten zeigen, daß durch die Verwendung einer Kombinationstherapie mit 5-FC + Amph B bei opportunistischen Pilzinfektionen eindeutig eine Wirkungsverstärkung erreicht werden kann, die in den meisten Fällen wohl auf einer fungiziden Aktivität der Kombination beruht. Die Kombination Amph B + Azole sollte – außer bei Cryptococcose – vermieden werden.

Chromomykosen

Eine Erweiterung des Spektrums konnte durch die Kombination 5-FC + ITRA erreicht werden: Chromomykose, eine chronische subkutane Erkrankung, die durch Dematiaceen verursacht ist, spricht sehr gut auf ITRA-Monotherapie an, wenn der Erreger *Cladosporium carrionii* ist. Dagegen vermag ITRA allein die Krankheit nicht zu eliminieren, wenn der Erreger *Fonsecaea pedrosoi* ist. In diesen Fällen führte nur eine Kombinationstherapie von 5-FC + ITRA zum Erfolg [6, 26].

Immunomodulatoren bei opportunistischen Pilzinfektionen

Alle opportunistischen Pilzinfektionen entstehen auf einem veränderten Terrain infolge verschiedener prädisponierender Faktoren. Sehr häufig ist der Grund eine chemotherapeutisch oder krankheitsmäßig induzierte Immunschwäche. Es ist deshalb naheliegend, die verschiedenen Immunomodulatoren, die in der Forschung gefunden worden sind, auch klinisch bei opportunistischen Pilzinfektionen zu prüfen. Als Immunomodulatoren kommen verschiedenste Faktoren wie Muramylpeptide, Interleukine, Interferone oder Kolonie-stimulierende Faktoren in Frage.

In Tierexperimenten zeigt es sich, daß der Granulozyten-stimulierende Faktor G-CSF in neutropenischen Mäusen die Resistenz gegenüber *Candida*-Infektionen und *Aspergillus*-Infektionen signifikant erhöhen konnte, wogegen er keinen Einfluß auf *Cryptococcus*-Infektionen hatte [18; Polak, unveröffentlichte Resultate].

Kombiniert man G-CSF-Therapie mit konventioneller antifungaler Therapie, ergibt sich ein deutlicher Synergismus, sowohl bei Aspergillose wie bei Candidose [40; Polak, unpublizierte Resultate]. Klinische Untersuchungen mit dem sehr nahe verwandten Immunomodulator GM-CSF zeigten mit FLU bei einem Fall von *Candida*-Endokarditis [17] und mit Amph B bei anderen Pilzinfektionen eine eindeutige Wirkungsverstärkung [1].

In Zukunft wird sicher eine besser wirksame antifungale Therapie für opportunistische Pilzinfektionen durch neuere Kombinationstherapien erreicht werden, wobei die Einführung von Immunomodulatoren, wie G-CSF oder GM-CSF, die Inzidenz der opportunistischen Pilzinfektionen stark beeinflussen wird. Diese Immunomodulatoren sollten vor allem auch als Kombinationspartner zur üblichen antifungalen Therapie eingesetzt werden.

Literatur

1. Anaissie E, Wong E, Bodey GP, Obrien S, Gutterman J, Vadhan S (1989) Granulocyte-macrophage colony stimulating factor (GMCSF) plus amphotericin B (AmB) for disseminated (Diss.) mycoses in neutropenic cancer (Ca) patients (Pts). ICAAC Houston, Abstract No 73

2. Armstrong D (1989) Problems in the treatment of opportunistic fungal infections. In: Holmberg K and Mayer RD (Hrsg) Diagnosis and therapy of systemic fungal infections. Raven Press, New York, p 149–158
3. Armstrong D (1989) Problems in management of opportunistic fungal diseases. Rev Inf Dis 11 (Suppl 7):S1591–S1599
4. Baley JE, Kliegman RM, Fanaroff AA (1984) Disseminated fungal infections in very low birthweight infants: therapeutic toxicity. Pediatrics 73:153–157
5. Bennet JE, Dismukes WE, Duma RJ et al. (1979) A comparison of amphotericin B alone and combined with flucytosine in the treatment of cryptococcal meningitis. N Engl J Med 301 (3):127–131
6. Borelli D (1987) A clinical trial of itraconazole in the treatment of deep mycoses and leishmaniasis. Rev Infect Dis 9 (Suppl 1):S57
7. Burch PA, Karp JE, Mery WG et al. (1987) Favorable outcome of invasive aspergillosis in patients with acute leukemia. J Clin Oncol 5:1985–1993
8. Cheng IKP, Fang GX, Chan TM, Chan PCK, Chan MK (1989) Fungal peritonitis complicating peritoneal dialysis: report of 27 cases and review of treatment. Quart J Med, New Series 71, 265:407–416
9. Denning DW, Tucker RM, Hanson LH, Stevens DA (1989) Treatment of invasive aspergillosis with itraconazole. Am J Med 86:791–800
10. Dismukes WE, Cloud G, Gallis HA et al. (1987) Treatment of cryptococcal meningitis with combination amphotericin B and flucytosine for four as compared with six weeks. N Engl J Med 317 (6):334–341
11. Dupont B, Drouhet E (1985) Cutaneous, ocular, and osteoarticular candidiasis in heroin addicts: new clinical and therapeutic aspects in 38 patients. J Inf Dis 152:577–591
12. Dupont B (1990) Itraconazole therapy in aspergillosis. J Acad Dermatol 23:607–614
13. V Eiff M, Essink M, Roos N, Hiddermann W, Buechner Th, van de Loo J (1989) Hepatosplenic candidosis. Ztschr Antimikrob Antineoplast Chemother Suppl. 1:1
14. Hay RJ (1990) Overview of studies of fluconazole in oropharyngeal candidiasis. Rev Inf Dis 12 (Suppl 3):S334–S337
15. Just-Nübling G, Laubenberger Ch, Helm EB, Falk S, Stille W (1990) Diagnose, klinischer Verlauf und Behandlung der Kryptokokken-Meningitis bei AIDS Patienten. Forschg & Praxis 9:106
16. Larsen RA, Leal MAE, Chan LS (1990) Fluconazole compared with amphotericin B plus flucytosine for cryptococcal meningitis in AIDS. A randomized trial. Ann Int Med 113:183–187
17. Martino P, Meloni G, Cassone A (1990) Candidal endocarditis and treatment with fluconazole and granulocyte-macrophage colony-stimulating factor. Ann Int Med 112:966–967
18. Matsumoto M, Matsubara S, Matsuno T, Tamura M, Hattori K, Nomura H, Ono M, Yokota T (1987) Protective effect of human granulocyte colony-stimulating factor on microbial infection in neutropenic mice. Inf & Immun 55:2715–2720
19. Meunier F, Klastersky J (1988) Recent developments in prophylaxis and therapy of invasive fungal infections in granulocytopenic cancer patients. Eur J Cancer Clin Oncol 24:539–544
20. Meunier F (1989) New methods for delivery of antifungal agents. Rev Inf Dis 11 (Suppl 7):1605–1612
21. Meunier F, Aoun M, Gerard M (1990) Therapy for oropharyngeal candidiasis in the immunocompromised host: a randomized double-blind study of fluconazole vs. ketoconazole. Rev Inf Dis 12 (Suppl 3):S364–S368
22. Polak A, Scholer HJ, Wall M (1982) Combination therapy of experimental candidiasis, cryptococcosis and aspergillosis in mice. Chemother 28:461–479
23. Polak A (1983) Combined therapy of systemic mycoses. In: Spitzy KH, Karrer K (Hrsg) Proc 13th Intern Congr Chemother Vienna, H. Egermann, Symposia 49/1 and 49/2, part 20:2–9
24. Polak A (1987) Combination therapy of experimental candidiasis, cryptococcosis, aspergillosis and wangiellosis in mice. Chemother 33:381–395
25. Polak A (1988) Combination therapy with antifungal drugs. Mycoses 31 (Suppl 2):45–53
26. Polak A (1989) Combination therapy for systemic mycosis. Infection 17:203–208
27. Polak A (1990) Combination therapy in systemic mycosis. J Chemother 2:211–217

28. Robinson PA, Knirsch AK, Joseph JA (1990) Fluconazole for life-threatening fungal infections in patients who cannot be treated with conventional antifungal agents. Rev Inf Dis 12 (Suppl 3):S340-S365
29. Schaffner A, Frick PG (1985) The effect of ketoconazole on amphotericin B in a model of disseminated aspergillosis. J Infect Dis 151:902-920
30. Slingeneyer A, Laroche B, Stec F, Canaud B, Beraud JJ, Mion C (1984) Oral ketoconazole plus intraperitoneal 5-fluorocytosine as the sole treatment of fungal periotonitis (abstract). Perit Dial Bull 4 (Suppl):S60
31. Stern JJ, Hartman BJ, Sharkey P, Rowland V, Squires KE, Murray HW, Graybill JR (1988) Oral fluconazole therapy for patients with acquired immunodeficiency syndrome and cryptococcosis: experience with 22 patients. Am J Med 85:477-480
32. Sugar AM, Sander D (1988) Oral fluconazole as suppressive therapy of disseminated cryptococcosis in patients with Acquired Immunodeficiency Syndrome. Am J Med 85:481-489
33. Sugar AM, Stern JJ, Dupont B (1990) Overview: treatment of cryptococcal meningitis. Rev Inf Dis 12 (Suppl 3):S338-S348
34. Thaler M, Bacher J, O'Leary T (1988) Evaluation of single-drug and combination antifungal therapy in an experimental model of candidiasis in rabbits with prolonged neutropenia. J Infect Dis 158:80-88
35. Tozzi V, Bordi E, Galgani S, Leoni GC, Narciso P, Sette P, Visco G (1989) Fluconazole treatment of cryptococcosis in patients with acquired immunodeficiency syndrome. Am J Med 87:353
36. Viviani MA, Tortorano AM, Antonio P et al (1990) European experience with itraconazole in systemic mycoses. J Am Acad Dermatol 23:587-593
37. Viviani MA, Tortorano AM, Woenstenborghs R, Cauwenbergh G (1988) Experience with itraconazole in deep mycoses in northern Italy. Mykosen 30:233-244
38. Walsh T, Pizzo PA (1989) Fungal infections in granulocytopenic patients: current approaches to classification, diagnosis and treatment. In: Holmberg K, Meyer RD (Hrsg) Diagnosis and Therapy of Systemic Fungal Infections. Raven Press, New York, p 47-70
39. Walsh TJ, Pizzo A (1988) Treatment of systemic fungal infections: recent progress and current problems. Eur J Clin Microbiol Infect Dis 7:460-475
40. Yasuda H, Ajiki Y, Shimozato T, Kasahara M, Kawada H, Iwata M, Shimizu K (1990) Therapeutic efficacy of granulocyte colony-stimulating factor alone and in combination with antibiotics against *Pseudomonas aeruginosa* infections in mice. Infect and Immun 58:2502-2509
41. ICAAC Atlanta 1990. Abstracts

Sachverzeichnis

Aerogene Pilzinfektionen 3, 29, 40, 50, 68
AIDS s. Cryptococcose
Agranulozytose 3, 53
Amphotericin B
– Inhalation 54
– systemisch s. Therapie
Antimykotika s. Therapie, antimykotische
– Bioassay 2, 22
– Empfindlichkeitsprüfung 22
Aspergillose
– bei AIDS 17
– extrapulmonale Dissemination 7–9, 11, 70
– Infektionsverlauf 2
– invasive 2, 5, 7, 8, 23, 30
– klin. Befund 52, 57, 69
– Labordiagnostik
  mikroskopisch 6–8, 11, 19
  kulturell 7, 9, 12, 13, 18, 20, 24
  serologisch 11, 13, 23
  pathohistologisch 3, 7, 8, 11, 30
  molekularbiologisch 26
  Immunfluoreszenz 11
  Färbungen 7, 30
– Prophylaxe (Prävention) 5, 13, 50, 54, 64
– Spontanheilung 2
– Therapie s. Therapie
– Untersuchungsmaterial 6–9, 18, 23, 27, 51, 69
– Untersuchungsphasen 17, 18, 21
Aspergillus spp. 2, 4, 8, 12, 20, 27, 66
– Antigennachweis (Latex-Test) 23
– Antikörpernachweis 51
– DNS 4, 27
– Konidie 2, 6
– Myzel 2, 7, 8, 10, 19, 30
– Protease 2, 3, 7, 10, 11, 13, 47
Azinus s. Prostata
Azol-Antimykotika 73, 74 u. Therapie

Basidiospore 40
bakteriologische Befunde 3, 57, 58, 59, 67
Bierwürze-Agar 9, 18
Biopsie, transbronchiale 18, 69
Blastospore 40

Blutgefäßbefall 2, 7, 29, 31
– Kapillarnetz 29
– Kultur 57
Braunfarbeffekt/(BFE) 35
Bronchiallavage (BAL) 18, 51, 69
Bronchoskopie 51, 69

Candida spp. 3, 70, 71
Candidose (*Candida*-Mykose) 1, 17, 70
– Diagnostik 51
  Pneumonie 67
– Prophylaxe 64
– Therapie 71, 90, 91
Chemotherapie
– antimykotische 87 u. Therapie
– zytostatische 50, 55, 56, 61
Chromomykose 92
– Therapie 92
CMV-Infektion 68
Computertomographie (Lunge) 57, 69
Cryptococcose
– bei AIDS 1, 29, 31, 32, 34
– Extravasation 41, 46
– Infektionsverlauf (Stadien) 32–36
– Labordiagnostik
  mikroskopisch 30, 31, 33, 34
  kulturell 1, 26, 35
  serologisch 23
  pathohistologisch 31, 33, 34, 36
  Färbungen 30, 31, 33, 34
– Pathomechanismus (morphologisch) 40
– Rezidiv 39
– Therapie s. Therapie
– Untersuchungsmaterial 29, 30, 31
Cryptococcus neoformans 1, 29, 33
– Antigennachweis (im Gewebe) 41, 45, 46
– – (serol.) 23, 34, 37, 38
– Phagozytose 33, 34, 36, 42, 43, 45
– Polysaccharidkapsel 32, 43, 44
– Protease 47
– Ultrastruktur 40–48
Cytochrom P450 76

Demarkierung (reaktive) 2, 22

# Sachverzeichnis

Eiweißbindung (Antimykotika) 2, 14, 82, 83
- färbung 10
Elektronenmikroskopie 41–45
- Immunhistologie 41
- Immunogold-Technik 41, 46
Embolisation 2, 7, 8, 29
Epidemiologie 3–5, 12–14, 21, 69
Ergosterol 73

Färbungen 7, 30, 31, 33, 34
Filobasidiella neoformans 40
Fehlinterpretation mykol. Befunde 4
Fluconazol s. Therapie, antimykotische
5-Flucytosin s. Therapie, antimykotische
FUO 57, 62

Galactomannan 23
Granulozyten-stimulierender Faktor (G-CSF) 92
Granulozytopenie 50, 53
Guizotia abyssinica-Kreatinin-Agar s. Staib-Agar

Hämatogene Streuung 2
HEPA-gefilterte Luft 51
Herztransplantation (HTx) 64

Immunfluoreszenz 11
Immunomodulator 92
Immunsuppression 2, 7, 17, 50, 55, 64
Indoor Air Mycology 3
Infarzierung 2, 29
Infektion, polymikrobielle 3, 58, 68

Ketoconazol s. Therapie, antimykotische
Knochenmarktransplantation (KMT) 50
Kombinationstherapie s. Therapie, antimykotische
Kompostierung 4, 5
Konditionierung 50

Lebensmittel 13
Legionellen 57, 58, 68
Leishmaniose 68
Luftkeimsammler 13
Lungenalveole 31, 40
Lungeninfiltrat 51–53, 55, 59, 60, 62

Malaria 68
Mucoraceae 3, 12
Mucormykose (Zygomykose) 1, 2, 12
Monooxygenasen 75, 76

Negersaat-Agar s. Staib-Agar
Nekrotisierung 2, 30
Neutropenie 2, 55

Obduktionsgut 32, 33, 67

P astorex-*Aspergillus*-Test 17, 23
PEG-Studie 55
Phagozytose 33, 34, 36, 42, 43, 45
Pharmakokinetik 37, 38, 79–83
Pilzinfektionen, aerogene 3, 29, 40, 50, 68
Pilzzellmembran 44, 73
Plasmabindung 2, 82, 83
Pleurasekret-Agar 10
Pneumocystis carinii 57, 58, 62
Polymerase-Kettenreaktion (PCR) 26
polymikrobielle Infektion 3, 58, 68
Prophylaxe s. Aspergillose-
Prostata (Cryptococcose) 29, 33, 36
- Biopsie 38
- Sekret 29, 38
Prostatitis, granulomatöse 37

Raumluftuntersuchung 13, 14, 21, 69
Remission 2, 22, 23

Sabouraud-Agar 9
Serodiagnostik s. Aspergillose u. Cryptococcose
Serum-Albumin-Agar 10
Sinus paranasales 18, 69
Sperma s. Prostata-
Staib-Agar 1, 26, 35
Staphylokokken 68

Therapie
- antibiotische 50, 55
- antimykotische (systemisch wirksam):
  - Amphotericin B 2, 51, 62, 87, 91
    - liposomales 87
  - Fluconazol (Diflucan) 3, 70, 75, 83, 87
  - 5-Flucytosin (Ancotil) 2, 22, 57, 62, 64, 68–70, 87
  - Itraconazol 75, 81, 87, 92
  - Ketoconazol (Nizoral) 3, 8, 70, 75, 80, 89
- empirisch antimykotische 54, 57
- frühzeitig antimykotische 55
- immunsuppressive 50, 55, 65
- Kombinations-Therapie
  - Ampho B+5-FC 2, 22, 57, 62, 64, 68–70, 88–91
  - experimentelle 88
Thrombosierung 2, 7, 8, 29, 30
Topferde 4, 12
Toxoplasmose 68
Trachealsekret 6, 7, 18
u. Untersuchungsmaterial

Untersuchungsmaterial 6–9, 18, 23, 27, 51, 69

Wirkungsmechanismen (Azole) 73–78